DE L'HOMME

ET

DE LA FEMME

Considérés physiquement

DANS L'ÉTAT DU MARIAGE

Par M. DE LIGNAC.

Nouvelle Edition.

Revue et augmentée par l'Auteur,

Avec de nouvelles Figures),

Tome II.

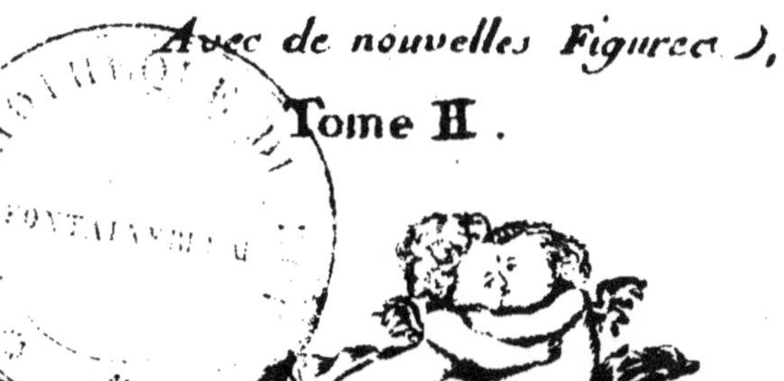

A LILLE

Chez C. F. J. LEHOUCQ, Libraire.

M . DCC . LXXVIII

Avec Approbation et Privilège du Roi.

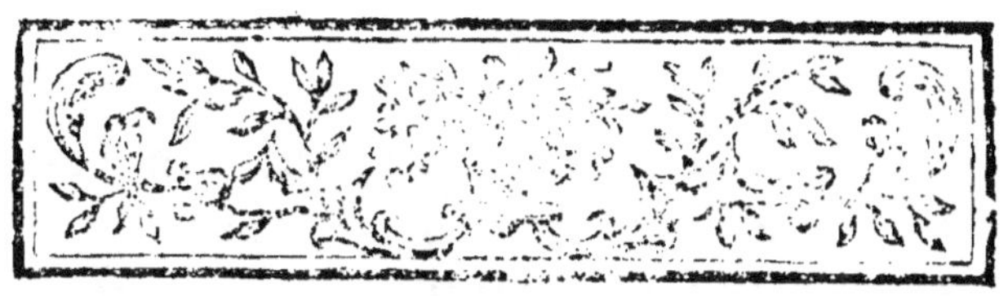

DE L'HOMME
ET
DE LA FEMME.

CHAPITRE PREMIER.

Du Mariage.

Par-tout où il se trouve une place où deux personnes peuvent vivre commodément, il se fait un Mariage [a].

Le grand homme qui a dit cela connoissoit bien l'impulsion que la Nature a donné aux sexes: il auroit dit, par-tout où deux personnes se

______

(a) De l'Esprit des Loix, Liv. XXIII. Chap. X.

rencontrent, il se fait une union, s'il n'eût considéré cette alliance que du côté de l'instinct; mais l'ordre moral & politique a dû établir des loix relatives à la multiplication de l'espèce, & le besoin de subsistance a resserré les limites du plaisir. Parmi les Nations même qui ignorent que des peuples innombrables sont gouvernés par des loix, une sorte de convention semble avoir attaché l'homme & la femme par des nœuds plus ou moins serrés, plus ou moins doux, plus ou moins bizarres; mais qui n'en sont pas moins respectables aux yeux de la Nature, si l'homme & la femme s'unissent pour remplir ses vues.

La société la première & la plus naturelle est celle de l'homme avec la femme; les Voyageurs n'ont jamais rencontré de Peuple qui l'ait ignorée. Le P. Charlevoix nous représente les habitans du Paraguais, vivans d'insectes & de serpens, sans gouvernement, sans demeure fixe, & n'ayant pour tout langage qu'une espèce de sifflement; ces peuples néanmoins, ainsi que plusieurs autres Nations de l'Amérique, chez lesquelles il n'y a ni

loix , ni règles, contractent des mariages qui subsistent.

Une sorte de convention semble
aussi avoir déterminé des Peuples barbares à respecter l'union conjugale,
même dans les excès auxquels des hommes féroces ne se livrent que trop souvent. Il y a peu de traits dans l'histoire qui présentent plus de scènes hor-
ribles que l'irruption funeste que firent
les *Bramas* dans le Royaume de Siam,
vers 1760 (*a*). On y voit les Barbares
détruire tout par le fer & la flam-
me , faire subir les supplices les plus
douloureux aux pères & aux mères devant leurs enfans , & à ceux-ci en présence des auteurs de leurs jours. On y
voit le soldat forcené passer tour à tour
du meurtre au pillage , & au milieu
de ces horreurs assouvir sa brutalité sur
les femmes non mariées , tandis qu'il
se fait un scrupule d'attenter à la sain-
teté de l'union conjugale. Ce respect est
un frein qui réprime l'impétuosité de
ses desirs ; il suffit qu'un homme ré-
clame une femme comme son épouse,

____

(*a*) *Hist. civ. & nat. du Royaume de Siam* , tom.

pour ne point attenter à sa pudeur ; une vierge se dit mariée, & par cet innocent mensonge, elle échappe aux caresses brutales du monstre qui veut associer le sentiment le plus doux aux actes d'inhumanité qui révoltent la Nature.... Qui osera entreprendre de concilier des idées aussi contradictoires ? Il résulte toujours de ces faits, qu'il est des Peuples qui ont en vénération le lien conjugal, & que ces Peuples sont des barbares qu'aucun frein ne retient, peut-être excepté celui-là.

Le Mariage existe donc parmi les Nations dont les mœurs ont le moins de rapports avec les nôtres ; il en est donc parmi les Nations qui se font une loi d'en respecter les nœuds ; le mariage est donc une acte universel, dans lequel la différence des Nations apporte des nuances infinies, à travers lesquelles on reconnoît toujours l'empreinte de la Nature.

Le besoin de se perpétuer, qui se fait sentir avec plus ou moins de force dans tous les individus, a dû nécessairement les porter à s'unir. Parmi toutes les Nations qui habitent le globe , celles qui , plus féparées de nous , tiennent davantage à l'état de nature , n'ont peut-être que ce befoin preffant qui les excite. Bien différens de ces Peuples , nous avons de plus les douceurs de la focieté qui nous engagent à y tenir de plus près , à en refferrer les nœuds d'une manière qui nous y attache plus particulièrement.

Si je confidère les hommes qui renoncent volontairement aux douceurs que procure l'union des fexes , en fe privant des charmes variés qui en réfultent , on peut les comparer à ces ftatues ifolées que le fculpteur a travaillées avec foin , mais auxquelles il n'a donné aucun caractère des paffions. On admire la beauté du marbre , la régularité des traits , mais cette admiration eft froide , comme le fujet qui l'a fait naître ; & c'eft vainement que l'artifte me repréfente une Veftale avec le feu facré , mon cœur n'en eft pas plus ému. Je n'ai qu'à fixer ces grouppes où tout eft vivant & en action ; les adieux d'un amant , Didon qui pleure Énée , la douleur de Porcia , le courage héroïque d'Arrie , ... mes yeux bientôt ne voient plus le marbre , il s'anime; c'est mon cœur qui voit, sent, s'échauffe, s'embrasse, en prenant l'intérêt le plus vif aux situations qui l'agitent. J'entends les complaintes de l'amant qui se sépare de sa maîtresse; je vois dans les yeux de Didon le feu du désespoir, & toute la fureur de l'amour irrité; je pleure Brutus avec Porcia; la femme de Petus parle...... j'entends ces mots sublimes, qu'elle adresse à son époux en lui présentant le poignard dont elle s'est frappé: PETUS NON DOLET; *tiens Petus, il ne m'a point fait de mal!*

LE repos, l'inertie n'est point dans la Nature; cette stoïcité, ce silence des passions tant préconisé par les Philosophes est étranger à l'homme; tout est action, mouvement dans l'univers; & les êtres dont la noblesse annonce la supériorité, bien loin d'étouffer en eux les germes de fécondité qu'ils ont reçu du Créateur, doivent un tribut sacré à la Patrie dont la Nature ne les dispense jamais. Je ne parle point ici du célibat qu'embrassent les personnes qui jurent solemnellement de mourir aux passions, ou de les éteindre par

le jeûne, les cilices, les macérations;
les célibataires criminels qui, répandus
dans la société, la corrompent en af-
foiblissant les liens qui unissent les
époux, sont plus dangereux, plus à
craindre que les hommes fervens qui
fuient les objets capables de s'opposer à
la tranquillité de leur état. C'est aux
célibataires, qu'aucuns sermens n'ont
enchaînés, que la Patrie adresse les
reproches que mérite leur ingratitude.

O hommes ! leur dit-elle, j'ai tout
fait pour vous ; en naissant vous avez
trouvé les Loix qui ont écarté l'in-
justice ou la force qui vouloient vous
soumettre à un joug dur & pénible.
Votre naissance, vous la devez à ces
mêmes loix, qui ont facilité l'union
de vos yeux. .... Faut-il que vous
ayez à rougir d'être ingrats ? Faut-il
que dans mon sein, vous jouissiez des
priviléges que j'accorde aux vrais citoyens ? La discorde allume la guerre,
la trompette sonne, les hommes se réunissent, ils vont combattre ; si les infirmités de la vieillesse retiennent leurs
bras, ils ont encore du sang à répandre pour la cause commune. Ce vieillard généreux embrasse ses enfans ; al-

lez, leur dit-il, secourir la patrie ; que je vous doive la tranquillité qui va régner sur mes derniers momens : puissiez vous, couverts de gloire, venir réjouir mon cœur à la vue des lauriers qui ceindront vos têtes ! Et vous indifférens aux révolutions qui m'agitent, hommes insensibles, qui ne connoissez aucuns des charmes attachés au véritable Amour, que m'offrirez-vous ! Vos bras affoiblis par la débauche ? Vos cœurs flétris, & dans lesquels les passions nobles, d'où naissent les vertus, n'ont jamais pénétrés ! ..... Comment oserez - vous fixer vos regards sur les héros, dont la valeur assure la félicité publique ? Sur les hommes dont la sagesse maintient les loix dans toute leur force ? Sur l'habitant des campagnes, qui environné de sa famille, arrache à la terre les moyens de soutenir votre inutile existence ? Si mes intéréts ne peuvent vous toucher, serez-vous insensibles à votre situation personnelle ? Je passe les instans rapides pendant lesquels la volupté moissonne les forces que vous avoit confiées la Nature ; j'arrive aux tristes jours où les douleurs déchirent le voile de l'illusion ; une vieilleſſe hâtive introduit la mort dans vos membres affoiblis ; vos yeux laiſſent couler des larmes..... Malheureux ! vous inſultez la Nature ! C'eſt moi qui doit en verſer ſur votre vie. Que n'avez - vous cherché à former des nœuds qui feroient la conſolation des derniers inſtans de vos jours ?

L'Homme qui dédaigne les douceurs produites par l'Amour conjugal, mérite ſans doute ces reproches ; il eſt ingrat envers la patrie, cruel envers lui-même. Les enfans nés d'un commerce illégitime ſont l'opprobre de leurs pères ; preſque toujours deſtinés à ramper dans l'obſcurité , un cercle les circonſcrit , eux & les auteurs de leurs jours , dans un eſpace iſolé où jamais on n'entend les doux noms de père & de fils..... noms ſacrés qui cauſent cette douce émotion de l'ame ! Les plaiſirs du cœur ſont proſcrits de cette triſte enceinte ; aucun rapport n'y lie, dans la ſociété , l'enfant qui vient de naître à l'auteur de ſon exiſtence ; celui-ci n'a pas même la confiance de la loi; elle veille à la conſervation de l'individu, & force un père & une mère à lui répondre de la

vie de l'être qu'elle ne leur permet pas
de nommer leur fils ! .... (a)

S'IL est un supplice pour les célibataires , dont le cœur n'est point dépravé , c'est sans doute le spectacle attendrissant d'une famille dont tous les
membres sont liés par la Nature & les
Loix. Quelle source de sensations délicieuses offrent au laboureur, sa femme , ses enfans !

Vous le rendez heureux, volupté douce &
    pure *!*
Attachée à l'himen , aux nœuds de la Nature ,
L'épouse qu'il choisit partage ses travaux ;
De l'ami de son cœur elle adoucit les maux.
Ses enfans sont sa joie , ils seront sa richesse ;

(a) Nos Rois , par les Réglemens les plus sages ,
ont pourvu à assurer la naissance des enfans illégitimes. HENRI II , par l'Édit du mois de Février
1566, porte la peine de mort contre la femme qui
se trouveroit *duement atteinte & convaincue d'avoir
celé , couvert & occulté , tant sa grossesse que son enfantement , sans avoir déclaré l'un ou l'autre , & sans
avoir prins de l'un ou l'autre témoignage suffisant ,
même de la vie ou mort de son enfant lors de l'issue
de son ventre.....* CHARLES IX , HENRI III , HENRI
IV , LOUIS XIII , LOUIS XIV , LOUIS XV , ont
porté leur attention sur ces objets. La forme des
mariages , les peines portées contre le concubinage , celles contre le rapt , &c. &c. sont statuées
dans les Édits & Déclarations que M. Leridant a
rassemblés dans son *Code matrimonial* , imprimé en
1766.

Il verra ses enfans entourer sa vieilleſſe,
Et ſur ſon front ridé, rappellant la gaieté,
Prêter encore un charme à ſa caducité (*a*).

LES travaux champêtres offrent auſſi
des plaiſirs, & on les retrouve par-tout
où la Nature conſerve ſes droits. Lorſque les bleds prêts d'être enſevelis ſous
les plantes ſtériles, demandent le ſecours du laboureur; celui-ci voudroit

.... Délivrer le froment opprimé.
Et par d'autres emplois ſon temps eſt con-
    ſumé.
Il conſulte au matin ſa COMPAGNE fidelle:
Elle aſſemble auſſi - tôt ſes ENFANS auprès
    d'elle.
L'aîné, le fer en main, va devancer ſes pas;
Le plus jeune ſourit emporté dans ſes bras.
Ils partent pleins de joie, ils vont loin du
    village,
Retrancher aux ſillons leur inutile herbage.
L'enfant laborieux, mais novice en ſon art,
Suit ſa mère en aveugle & l'imite au hazard,
Et le fer que conduit ſa main mal aſſurée,
Bleſſe la jeune plante à Cérès conſacrée;
Il voit autour de lui ſes frères empreſſés,
Raſſembler en monceaux les cailloux diſ-
    perſés.
Chacun dans ce moment croit ſortir de l'en-
    fance,
Chacun de ſon travail relève l'importance.

(*a*) *Les Saiſons*, Poëme par M. de Saint-Lam-
bert. Chant II.

La mère d'un souris flatte leur vanité.
Applaudit à leur zèle, excite leur gaieté ;
Et d'un œil satisfait les voit sur la verdure
S'agiter, se jouer, croître avec la Nature (*a*).

C'EST sur-tout dans les derniers instans de sa vie que l'homme est ému par l'amour conjugal & paternel : les mains qui essuient ses larmes sont conduites par la Nature ; tandis que le célibataire ne voit autour de son tombeau que d'avides héritiers, sur lesquels regnent les basses influences de l'intérêt.

. . . . Quand l'homme qui succombe,
Desséché dans sa fleur, se panche vers la
    tombe ;
Qu'il est doux qu'une épouse, en ces momens
    d'douleur,
De son cœur déchiré suspende la douleur ;
Il semble qu'en ses bras, il reprenne la vie.
Les pleurs sont moins amers, quand l'Amour
    les essuie.
Cette jeune beauté le serrant sur son sein,
De son fils au berceau le sourire enfantin,
Ses cris embarrassés, de joie & de tendresse,
Cette main foible encor, qui mollement la
    presse,
Tout porte dans son ame une nouvelle ar-
    deur (*b*).

[a Les Saisons, Chant I.
(*b*) La nécessité d'être utile, Poëme qui a con-

Si l'homme avoit besoin d'encouragemens pour faire son bonheur & se
rendre utile à la société , ce seroit
dans son cœur qu'il faudroit qu'il les
cherchât ; mais s'il a besoin de loi pour
prendre une compagne , si l'intérêt de
l'Etat s'oppose au grand nombre de
célibataires qui lui sont inutiles , c'est
au Gouvernement à faciliter les mariages dans quelques climats , & à les
ordonner dans d'autres.

Les peuples de la Guinée (en Afrique) respirent un air mal sain , & le
cours de leur vie en général n'y est
pas long : il est donc essentiel que dans
ce pays les peuples soient forcés au
mariage. Chaque année , à certain jour
fixé par la loi du pays , le Roi ras-
semble les jeunes garçons & les jeunes
filles de ses Etats , & les marie tous (*a*).

L'Isle de Sénégal , terrein naturellement aride , qui ne produit qu'à force de culture & d'engrais , contient
néanmoins dans un espace très borné
plus de 3000 habitans : on sera surpris

---

couru au prix de l'Académie Françoise en 1768 , par
M. le Prieur.

(*a*) *Journ. Encyclop.* Juillet 1763.

peut-être que cette contrée ingrate &
mal-saine dans tous les temps, soit auffi
peuplée qu'elle l'eft ; mais la loi y facilite la population, en permettant
aux hommes d'avoir autant de femmes
qu'ils peuvent en nourrir : leur Ifle
n'eft abondante qu'en maïs & en poif-
fons ; mais ces alimens difpofent à la
fécondité les douze femmes auxquelles chaque homme fe borne affez généralement (*a*).

UNE maladie contagieufe ayant ra-
vagé en 1707, une grande partie des
habitans de l'Iflande, le Roi de Da-
nemark, à qui cette Ifle appartient,
prévoyant l'extinction des Iflandois,
fit une Ordonnance, par laquelle, pour
engager fes fujets à paffer en Iflande,
il autorifa les filles de cette Ifle à faire
jufqu'à fix bâtards, fans porter atteinte
à leur réputation. Cette Ordonnance
eut fon plein effet, & ces bonnes filles
montrèrent tant de zèle à repeupler leur
patrie, qu'on fut bientôt obligé de ré-
voquer un réglement qui leur avoit paru
fi agréable ; & même de ftatuer une
peine de la nature du crime, que la

(*a*) *Journ. Encyclop.* Avril 1664.

pudeur, dit M. Anderſon , m'empêche de nommer , & qui même eſt en
quelque façon incroyable (*a*).

LES Spartiates inſtituèrent une fête,
où ceux qui n'étoient pas mariés, étoient
fouettés par des femmes , comme in-
dignes de ſervir la République , & de
contribuer à ſon honneur & à ſes progrès.

LES loix de Lycurgue n'étoient pas
moins rigoureuſes contre ceux qui s'obſ-
tinoient à vivre dans le célibat : elles
les excluoient des emplois civiles &
militaires ; ils étoient même , comme
les Spartiates , expoſés tous les ans, à
une petite cérémonie aſſez déſagréable :
Les femmes de Lacédémone alloient
les prendre chez eux le premier jour du
printemps , les conduiſoient au Temple de Junon en les accablant de plai-
ſanteries , & leur donnoient le fouet au
pied de la ſtatue de cette Déeſſe (*b*).

LES anciennes Loix de Rome cherchèrent beaucoup à déterminer les citoyens au mariage. Les Cenſeurs y eu-

(*a*) *Hiſt. nat. de l'Iſlande , du Groënland , &c.*
tom. I.

[*a*] *Eſſais Hiſtoriques ſur Paris* , par M. de Saintfoix, tom. II.

rent égard, félon les befoins de la République , & ils y engageoient par la
honte & par les peines. Céfar donna
des récompenfes à ceux qui avoient
beaucoup d'enfans ; il défendit aux
femmes qui avoient moins de quaran-
te-cinq ans , & qui n'avoient ni mari
ni enfans , de porter des pierreries , &
de fe fervir de litière. Méthode excel-
lente , dit M. de Montefquieu , d'attaquer le célibat par la vanité.

LES Loix d'Augufte furent plus preffantes : il impofa des peines nouvelles
à ceux qui n'étoient point mariés ; &
augmenta les récompenfes de ceux qui
l'étoient , & de ceux qui avoient des
enfans. La loi d'Augufte trouva mille
obftacles ; & trente - quatre ans après
qu'elle eût été faite , les Chevaliers
Romains lui en demandèrent la révo-
cation. Il fit mettre d'un côté ceux qui
étoient mariés , & de l'autre ceux qui
ne l'étoient pas : ces derniers parurent
en plus grand nombre , ce qui étonna
les citoyens & les confondit. Augufte
avec la gravité des anciens Cenfeurs,
leur parla ainfi :

» PENDANT que les maladies &
» les guerres nous enlèvent tant de
» Citoyens,

Du Mariage.

» Citoyens , que deviendra la ville , fi
» on ne contracte plus de mariages ?
» La cité ne confifte point dans les
» maifons, les portiques, les places
» publiques : ce font les hommes qui
» font la cité. Vous ne verrez point ,
» comme dans les fables , fortir des
» hommes de deffous la terre , pour
» prendre foin de vos affaires. Ce n'eft
» point pour vivre feuls que vous ref-
» tez dans le célibat : chacun de vous
» a des compagnes de fa table & de
» fon lit , & vous ne cherchez que la
» paix dans vos déréglemens. Citerez-
» vous ici l'exemple des vierges vef-
» tales ? Donc , fi vous ne gardiez pas
» les loix de la pudicité , il faudroit
» vous punir comme elles. Vous êtes
» également mauvais Citoyens , foit
» que tout le monde imite votre exem-
» ple , foit que perfonne ne le fuive.
» Mon unique objet eft la perpétuité
» de la République. J'ai augmenté les
» peines de ceux qui n'ont point obéi ;
» & à l'égard des récompenfes , elles
» font telles que je ne fache pas que
» la vertu en ait encore eu de plus
» grandes : il y en a de moindres & .i
» portent mille gens à expofer leur vie ,

II. *Partie.*   B

» & celles-ci ne vous engageroient pas
» à prendre une femme , & à nour-
» rir des enfans (*a*) ?

Les Loix qui nous gouvernent n'ont
jamais forcé la liberté d'un homme ;
pour lui faire contracter un mariage [*b*] ,
elles ont supposé l'amour de la patrie
gravé dans le cœur des François assez
profondément , pour qu'ils n'aient pas
besoin que la crainte des Loix les porte
vers l'union la plus douce de la société.

Louis XIV se contenta d'encourager les mariages , & de récompenser
les pères de familles qui auroient un
certain nombre d'enfans nés en légitime mariage. » *Nous voulons* , dit-
» *il, que dorénavant tous nos sujets*
» *taillables , qui auront été mariés avant*
» *ou dans la vingtième année de leur*
» *âge , soient & demeurent exempts de*

(*a*) *De l'Esprit des Loix* , Liv. XXIII. chap. XXI.

[*b*] Je ne regarde pas comme libre celui qui s'est
mis dans le cas d'être contraint par les loix d'épouser une personne qu'il a abusée. A **Paris** , c'est dans
l'Eglise de *Sainte Marine*, qu'on marie ceux que
l'on *condamne* à s'épouser. Anciennement on les
marioit avec un anneau de paille ; étoit-ce, demande
M. de Saintfoix, pour marquer au mari que la vertu
de celle qu'il épousoit étoit bien fragile ? Cela n'é-
toit ni poli ni charitable. *Essais Historiques sur Paris , tom.* II.

» toutes contributions ou tailles , im-
» positions & autres charges publiques ,
» sans y pouvoir être compris ni em-
» ployés qu'ils n'aient vingt-cinq ans
» révolus & accomplis.... Comme aussi
» voulons, que tout père de famille qui
» aura dix enfans vivans, nés en loyal
» mariage, non Prêtres, Religieux ni
» Religieuses , soit & demeure exempt
» de la collecte, de toute taille...... &
» autres impositions , contributions......
» guet, gardes , & autres charges pu-
» bliques, si ce n'est qu'aucun desdits
» enfans soit portant les armes pour
» notre service , auquel cas il sera censé
» & réputé vivant..... Voulons...... que
» les gentilshommes & leurs femmes ,
» qui auront dix enfans , non Prêtres ,
» ni Religieux , ni Religieuses... jouis-
» sent de mille livres de pension par cha-
» cun an ; comme aussi , ceux qui en
» auront douze , de deux mille livres de
» pension..... Voulons pareillement , que
» les habitans des Villes franches de notre
» Royaume , bourgeois non taillables ,
» ni nobles & leurs femmes , qui auront
» dix ou douze enfans comme dessus ,
» jouissent de la moitié des pensions ac-
» cordées aux Gentilshommes & à leurs

» *femmes ; qu'ils demeurent en outre*
» *exempts , &c. &c. (a).* »

C̄ᴇᴛ Edit n'eut ſon exécution que durant l'eſpace de dix-ſept ans. Tous les priviléges & exemptions qu'il renfermoit furent révoqués par une Dé-claration , où ſont expoſés les abus qui s'étoient introduits dans l'exécution de l'Edit (b). On voit d'ailleurs que les priviléges accordés à ceux qui ſe ma-rioient à l'âge de vingt ans & *au-deſſous,* devoient néceſſairement exciter au ma-riage des perſonnes dont la conſtitution pouvoit être encore trop foible , pour donner des citoyens à l'Etat. A l'é-gard des pères de familles que l'on ré-compenſoit pour leur zèle à propager l'eſpèce, ils devoient être rares ; auſſi , dit M. de Monteſquieu , il n'étoit pas queſtion , pour encourager la popula-tion , de récompenſer des prodiges. Pour donner un certain eſprit général qui portât à la propagation de l'eſpèce , il falloit établir , comme les Romains , des récompenſes générales , ou des pei-nes générales (c).

---

[a] *Edit de* Louis XIV , en Nov. 1666.
(b) *Déclaration* du 13 Janvier 1683.
(c) *De l'eſprit des Loix* , liv. XXIII, chap. XXVII.

IL eſt aiſé de s'appercevoir que partout où les mariages ſont encouragés, la population augmente. La Hollande eſt, relativement à ſon étendue & à la nature de ſon ſol, plus peuplée qu'aucun autre pays de l'Europe. On obſerve tout le contraire en Angleterre, parce que le nombre des célibataires y eſt conſidérable. J'entends par ces célibataires, des hommes qui ne ſont rien moins que chaſtes, & qui par-là même, énervent la population en introduiſant le déſordre dans la ſociété. On trouve, ſelon M. de Beauſobre, un plus grand nombre de garçons en Angleterre, de l'âge de quarante ans, qu'on en trouve de l'âge de vingt-cinq dans toute la Hollande : auſſi comptet-on que Londres tire annuellement cinq mille ames des Provinces de l'Angleterre, & cependant le nombre des habitans n'augmente pas. Dans les Etats du Roi de Pruſſie, il eſt né depuis 1750, juſqu'en 1756, année commune, quarante & une mille perſonnes de plus qu'il n'en eſt mort. Il y a des pays Proteſtans, où ſur cinquante-trois, & même ſur ſoixante, il n'y en a qu'un qui ſe marie. Dans les pays

Catholiques cela eſt encore pis (*a*).

Un examen réfléchi de la population d'un Etat, eſt ce qui peut ſeul guider le Gouvernement ſur les encouragemens qu'il doit accorder au mariage. Je dis un examen réfléchi, car ce n'eſt pas la Nation en corps qu'il faut toujours regarder, ce ſont les familles qui la compoſent, dans leſquelles on doit porter un œil qui ſache obſerver. C'eſt par-là que le Gouvernement eſt à portée de ſavoir ſi le nombre des habitans augmente ou diminue. S'il y a des obſtacles à la population qu'il eſt aiſé d'écarter, il y en a auxquels il eſt plus difficile de remédier : ce ſont des vices cachés qui tiennent à la conſtitution de l'Etat, & ſouvent ce n'eſt qu'en détaillant ſes obſervations, qu'en les dirigeant plutôt vers les habitations ſéparées, peu nombreuſes, que vers les grandes & opulentes villes, qu'on découvre le ver qui ronge les hommes, ſi je peux m'exprimer ainſi.

Ceci n'eſt point un paradoxe. Suppoſons que le luxe ſoit la ſource de la

____

(*a*) *Introduction générale à l'étude de la politique, des finances & du commerce.* Amſterdam 1765, *tom.* 2.

miſère d'une partie des habitans des villes & des campagnes ; alors en fixant la capitale d'un Royaume, & ne ſachant pas combien d'individus ſouffrent, gémiſſent du luxe qui y brille, j'admirerai l'opulence de l'Etat, ſi le luxe l'annonce toujours : ce n'eſt qu'après avoir jeté les yeux ſur les objets plus éloignés que l'illuſion tombe. La magnificence qui m'a frappé perd ſon éclat dès que je ſais que, pour la ſoutenir, il faut lui ſacrifier la ſubſiſtance des malheureux. En ſuppoſant toujours que le luxe faſſe beaucoup de mal dans cet Etat, il aura néanmoins des apologiſtes, & ces apologiſtes ſeront des hommes que le luxe aura éblouis, & qui n'auront jamais jeté les yeux ſur d'autres objets. *En voyant la maiſon d'un payſan*, diſoit un ami de l'humanité, *je dirai à quel degré le luxe eſt monté dans la Capitale.*

Un des plus grands obſtacles à la population eſt le défaut de ſubſiſtance. C'eſt lui qui fait pouſſer les cris de la douleur à un père de famille, plongé dans l'indigence, & c'eſt du fond des retraites obſcures, plutôt que des grandes villes, que s'élève la voix des malheureux.

Hélas! *disent-ils*, ces doux liens qui seuls
    charmoient nos peines,
Ne font plus aujourd'hui qu'augmenter nos
    douleurs ;
A nos triftes enfans nous léguons nos mal-
    heurs,
Tourmentés de leur fort, fatigués de notre
    être,
Nous pleurons auprès d'eux, de les avoir
    fait naître. (*a*)

Le Gouvernement peut feul tarir
les larmes de ces infortunés : Eh! n'a-
vons-nous pas lieu de tout efpérer de
la bienfaifance du Monarque qui règne
fur nous !

Dès que les hommes qui, par leur
état font voués au bien public, ont
repréfentés à ceux qui peuvent le faire,
les abus qui accélèrent le dépériffement
de l'efpèce humaine, on a vu le Gouvernement s'occuper des moyens de
réprimer ces abus. *L'Inftruction fuccincte
fur les accouchemens*, qui doit tenir la
première place dans les ouvrages faits
par ordre du Miniftère, le traité fur
les *maladies des enfans*, ouvrage en-
trepris par les mêmes ordres & dans les
    mêmes

(*a*) *Les Saifons,* Chant III.

mêmes vues , doivent exciter les fentimens de la reconnoiffance la plus
vive de la part d'une nation qui verra
fuccéder aux préjugés deftructeurs dont
le peuple eft encore imbu , les métho-
des lumineufes & falutaires à l'aide defquelles la partie s'accroîtra de citoyens
utiles , que l'ignorance eut facrifiés à
des erreurs funeftes (*a*).

LES coutumes barbares qui avoient
lieu autrefois dans les mariages font
anéanties ; le maître ne peut forcer fon
vaffal à s'unir à une femme contre fa
volonté ; il n'eft point le maître de vendre les fruits du mariage de fes vaffaux ;
ni de les faire racheter par le père & la
mère , &c. &c. Ces marques d'un pouvoir tyrannique ont été abolies à me-
fure que l'efprit a éclairé le cœur des
hommes qui commandoient ; & quelquefois auffi, ces abus n'ont ceffés que
par la punition que les Rois ont infli-

____

(*a*) L'Inftruction fur les accouchemens mis à la
portée des femmes de la campagne, & le Traité fur
les maladies des enfans: ces Ouvrages dans lefquels
M. Raulin réfute des préjugés dangereux, ont eu le
plus grand fuccès. J'ai vu des femmes , qui dans les
campagnes font ce qu'on appelle *accoucheufes*, prendre dans le Traité des accouchemens les premières
notions d'un art qu'elles exerçoient depuis long-
temps, guidées par une routine meurtrière.

II. Partie.   C

gés aux Seigneurs qui faisoient trembler leurs *Vassaux* & leurs *Serfs*, sous le poids de la tyrannie.

On peut juger de l'état des *Serfs* en France, par une Chartre rapportée dans les *Essais sur Paris.* On y voit un Guillaume, Evêque de Paris, consentir qu'une fille & un garçon s'unissent, à condition que les enfans qui naîtront de ce mariage, seront partagés entre *Guillaume* & *l'Abbaye de St. Germain-des-Prez* [a]. Comme parmi les enfans il y en a de mieux constitués, de mieux faits, ou qui ont plus d'esprit les uns que les autres, les Seigneurs les tiroient au sort. Ces hommes asservis composoient les deux tiers & demi des habitans de la nation; ils ne pouvoient

[a] *Qu'il soit notoire à tous ceux qui ces présentes verront, que nous Guillaume, Evêque insigne de Paris, consent qu'Odeline, fille de Radulphe Gaudin, du Village de Cères, femme de corps de notre Eglise, épouse Bertrand, fils de défunt Hugon, du Village de Verrières, homme de corps de l'Abbaye de St. Germain-des-Prez; à condition que les enfans qui naîtront dudit mariage, seront partagés entre nous & ladite Abbaye, & que si ladite Odeline vient à mourir sans enfans, tous ses biens mobiliers & immobiliers nous reviendront; de même que tous les biens mobiliers & immobiliers dudit Bertrand retourneront à ladite Abbaye s'il meurt sans enfans. Donné l'an douze cens quarante-deux. Essais historiques sur Paris, Vol. II. pag.* 129, 130.

difpofer d'eux , fe marier hors de la terre de leur Seigneur , fans fa permiſſion ; il étoit le maître de les donner , de les vendre , de les échanger & de les revendiquer par-tout. L'Abbé de St. Denis , en 858 , fut pris par les Normands ; on donna pour fa rançon fix cens quatre-vingt-cinq livres d'or , trois mille deux cens cinquante livres d'argent , des chevaux , des bœufs , & *plufieurs Serfs de fon Abbaye , avec leurs femmes & leurs enfans.* Hugues de Champ-Fleuri , Evêque de Soiffons , en 1155 , cherchant un beau cheval à acheter , pour faire fon entrée dans cette ville , on lui en amena un pour lequel il donna cinq Serfs de fes terres , *deux femmes & trois hommes.* (a)

Les Seigneurs exigeoient dans leurs domaines , la première nuit des nouvelles mariées. Un Seigneur d'Auxi , dans le Ponthieu , avoit le droit de *maêtorer* (b) *la virginité de gentilles femmes , fringantes demaixielles , belles nonaines.........* en donnant un écu & dix fols parifis de droit au comte de

***

(a) *Idem* , pag. 131. Vol. V. pag. 153.

(b) Du mot latin *maêtare* , immoler , facrifier.

Ponthieu (*a*). Ce droit, auffi honteux qu'injufte, a été converti en des prétentions modiques. Les Chanoines de la Cathédrale de Lyon, prétendoient auffi qu'ils avoient le droit de coucher, la première nuit des noces, avec les époufées de leurs *Serfs* ou *hommes de corps* (*b*). Ce qui fe pratiquoit fous le règne de St. Louis étoit plus décent ; les Eccléfiaftiques faifoient acheter aux mariés la permiffion de coucher enfemble la première nuit des noces, & même les deux fuivantes (*c*). Mais, dit M. de Montefquieu, le Parlement corrigea tout cela.

CETTE autorité fans bornes qu'exerçoient les maîtres fur leurs efclaves, produifoit quelquefois des fcènes extraordinaires. Un Seigneur qui poffédoit une terre confidérable dans le Vexin Normand, fe plaifoit à faire parler de lui par fes idées fingulières & bizarres. Il affembloit au mois de Juin tous fes *Serfs* de l'un & de l'autre fexe, en âge

---

(a) Voyez *l'Effai fur l'Hift. gén. de Picardie, les mœurs, les ufages de fes habitans, &c.*

(b) *Effais hiftoriques fur Paris*, vol. II. pag. 137.

(c) *De l'efprit des Loix*, liv. XXVIII. chap. XLI.

d'être mariés , & leur faisoit donner la
bénédiction nuptiale ; ensuite on leur
servoit du vin & des viandes ; il se
mettoit à table , buvoit , mangeoit &
se réjouissoit avec eux ; mais il ne man-
quoit jamais d'imposer aux couples qui
lui paroissoient les plus amoureux, quelques conditions qu'il trouvoit plaisan-
tes. Il prescrivoit aux uns *de passer la
premiere nuit de leurs noces au haut d'un
arbre , & d'y consommer leur mariage ;*
à d'autres , *de le consommer dans la ri-
viere d'Andelle , où ils se baigneroient
pendant deux heures , nuds en chemise,*
&c. Il avoit une nièce qui aimoit un
jeune homme de son voisinage, & qui
en étoit éperdument aimé ; il déclara
à ce jeune homme qu'il ne lui accor-
deroit sa nièce qu'à condition *qu'il la
porteroit , sans se reposer , jusqu'au som-
met d'une montagne qu'on voyoit des fe-
nétres de son château.* L'amour & l'es-
pérance firent croire à cet amant que
le fardeau seroit léger ; en effet , il porta sa *bien-aimée* sans se reposer , jusqu'à
l'endroit indiqué , mais il expira une
heure après des efforts qu'il avoit faits ;
sa maîtresse , au bout de quelques jours,
mourut de douleur & de chagrin ; l'on-

cle en expiation de leur malheur qu'il avoit caufé, fonda fur la montagne un Prieuré, qu'on appelle *le Prieuré des deux amans* ; il eft à une lieue du Pont-de-l'Arche, & a quatre lieues de Rouen. [*a*].

IL y eut quelquefois des circonftances qui excitèrent les Papes à excommunier un Royaume entier, & alors le mariage étoit interdit. Philippe Augufte ayant voulu répudier Ingelburge, pour époufer Agnès de Méranie, le Pape mit le Royaume en interdit ; les Eglifes furent fermées pendant près de huit mois ; on ne difoit ni Meffes, ni Vêpres ; on ne marioit point ; *les œuvres du mariage étoient même illicites ;* il n'étoit permis à perfonne de coucher avec fa femme, dit M. de Saintfoix, parce que le Roi ne vouloit plus coucher avec la fienne, & la génération ordinaire dût manquer en France cette année-là (*b*).

CET Auteur ingénieux, en parcourant les mœurs & ufages des François

---

(a) *Effais fur Paris*, tom. V.

(b) *Idem.* tom. II, pag. 127.

ſous la première race, nous apprend, qu'un homme, quoique marié, pouvoit être promu au Diaconat, à la Prêtriſe & devenir Evêque, en déclarant qu'à l'avenir il ne vivroit plus avec ſa femme que comme avec ſa ſœur: ſon fils obtenoit ordinairement la ſurvivance de l'Evêché. Il n'étoit pas permis d'épouſer la délaiſſée d'un Prêtre ou d'un Diacre (*a*). Il paroît que les choſes n'allèrent pas toujours à la bonne-foi, car la plupart des Chanoines & des Curés ſe mariant, le Pape Calixte II, dans le Concile de Rheims de l'année 1119, excommunia tous les Eccléſiaſtiques mariés, les priva de leurs bénéfices, défendit d'entendre leur Meſſe, déclara leurs enfans bâtards, & crut devoir porter la rigueur contre ces êtres innocens, juſqu'à les livrer en proie à l'avarice des Seigneurs: il permit de les réduire en ſervitude & de les vendre (*b*).

LES Eccléſiaſtiques cherchèrent auſſi à rendre les mariages plus difficiles, en

____

(a) *Idem*, pag. 74.

(b) *Idem*, pag. 123.

les défendant entre parens jusqu'au septième degré. Le mari & la femme ne
devoient ordinairement approcher des
Sacremens, qu'après s'être abstenu du
devoir conjugal au moins pendant huit
jours. On tâchoit de noter d'infamie
ceux & celles qui se marioient en troi-
siémes noces ; les seconds mariages ont
été même regardé pendant long-temps
comme une *fornication tolérée*. Le Concile de Sarragosse, en 691, défend
aux Reines de se remarier, & à tout
Prince de les épouser : il ordonne même
qu'elles se fassent Religieuses (*a*).

La superstition avoit introduit anciennement un usage singulier dans le
mariage. La troisiéme fête de Pâques,
au rapport de Jean Belet, la femme
dans plusieurs provinces battoit son
mari, & le lendemain le mari battoit
sa femme. La raison qu'il en donne,
étoit que cette pratique indiquoit l'o-
bligation dans laquelle sont les époux
de se corriger l'un l'autre, & afin d'empêcher aussi que dans le saint temps de
Pâques, le mari ne pût exiger le de-

____

(*a*) *Idem.* pag. 134, & tom. V. pag. 136.

voir conjugal de fa femme, ni la femme de fon mari (*a*).

APRÈS avoir effuyé différentes révolutions, le Mariage devint en France ce qu'il eft aujourd'hui, un état refpectacle, d'où font exclues les perfonnes qui fe confacrent à la Religion, comme imcompatible avec les fonctions du miniftère facré. Excepté ceux que leur état fépare du mariage, je ne crois pas que les autres hommes aient des raifons affez plaufibles pour s'en difpenfer ; à moins que la Nature n'y ait mis obftacle par quelqu'accident. Les femmes, difoit Bacon, font nos maîtreffes dans la jeuneffe, nos compagnes dans l'âge mûr, & nos nourrices dans la vieilleffe. On a donc à tout âge des raifons de fe marier.

ON peut dire auffi que dans tous les états, les hommes ont des raifons pour s'attacher une époufe. Les hommes riches n'ont peut-être que cette feule manière d'être dans la Nature, & ils ne doivent pas la négliger.... La né-

---

(*a*) *Récréations hiftoriques, critiques, morales,* &c. par M. Radier, tom. 1.

gligeroient-ils en effet ? Je ne puis le croire : ce qui fait le charme de nos jours, ce qui adoucit souvent le sort des malheureux, seroit-il sans influence sur la manière d'être des hommes à qui la fortune accorde ses faveurs ? Non, je ne puis le croire. L'homme riche s'assoupit sur ses trésors.... Mais, une épouse ! des enfans ! A quels regrets doivent être en proie ceux qui dans l'opulence ont négligé les moyens de répandre des fleurs sur le chemin qui les conduit au terme de leur carrière.

Les Magistrats ont besoin de toutes les douceurs de la société pour adoucir l'austérité que l'on contracte dans l'étude des loix ; & la société elle-même, a besoin que les hommes, dont les idées peuvent influer sur elle, sachent ce que signifient les noms de père & d'époux.

Indépendamment des états qui obligent au mariage, il y a encore des raisons, je ne dis pas de tempérament, j'ai examiné cela ailleurs (a), il y a encore, dis-je, des raisons de caractères.

____

(a) Tome I. de cet Ouvrage, chap. I.

Un homme mélancolique a certainement befoin de compagnie ; celui dont
la gaieté annonce le contentement eſt
encore dans le même cas. Que l'on obferve ces hommes joyeux, ils le ſont
de bonne-foi pendant un certain temps ;
mais parvenus à l'âge mûr, leur ame
s'empreint peu à peu d'une triſteſſe
qu'ils veulent cacher en vain ; leur
gaieté, leurs faillies font commandées
pour les *grands jours* ; ils finiſſent enfin,
en devenant, pour la plupart, mélancoliques, miſanthropes, ou bien ils
s'efforcent de retenir la joie par la débauche ; & dans ce cas, on ſait bien
que les choſes doivent aller encore pis.

UNE claſſe d'hommes auſquels le
mariage convient, pourvu qu'ils en
modèrent les plaiſirs, ce font les hommes de Lettres. Mais le tempérament
doit moins les porter au mariage, que
la néceſſité d'adoucir les travaux de
l'étude, par les charmes attachés à la
ſociété d'une épouſe chérie.

ON a obſervé que les mariages des
Gens de Lettres n'étoient pas ceux qui
rapportoient le plus à l'Etat : j'ai lu
dans une fable inconnue aux anciens,
a dit Dufreſni, qu'Apollon s'étant ma-

rié un jour, l'hipocrène tarît le lendemain. Un génie marié eſt un génie
ſtérile. En effet, continue Dufreſni,
les productions de l'homme ſont bor-
nées, il faut opter, de laiſſer à la poſtérité, ou des ouvrages d'eſprit ou des
enfans (*a*). Cette plaiſanterie eſt vraie
juſqu'à un certain point : on ſe mo-
quera toujours d'un homme qui en ſe
propoſant de ne point quitter ſon cabinet, ſe propoſera auſſi de laiſſer de
nombreux rejetons à la poſtérité ; parce
que ces deux genres d'occupations deviennent incompatibles dans beaucoup
d'hommes. Mais ce qui éloigne une
partie des Gens de Lettres du mariage,
eſt, s'il faut le dire, une ſorte d'in-
dolence, l'amour de l'étude, & par
conſéquent, du repos & de la tranquillité phyſique ; un éloignement,
je ne dis pas pour tous les plaiſirs, mais
du moins pour ceux qui paroiſſent devoir diſtraire l'homme ſtudieux & l'attacher trop fortement. On a néanmoins
des exemples d'hommes célèbres qui
ont cru devoir prouver à leur ſiècle,
que les travaux littéraires n'avoient

[*a*] *Amuſemens ſérieux & comiques.* Amuſement **XI.**

point étouffés les sentimens du citoyen.
Il seroit singulier, que l'occupation
qui flatte le cœur, l'échauffe, lui donne un plus grand degré de sensibilité,
en bannisse les penchans qui peuvent
augmenter notre bonheur !

LEIBNITZ au milieu des épines de
la Philosophie, de la Métaphysique,
disputant avec les Anglois sur l'inven-
tion du calcul différentiel ; Leibnitz
âgé de cinquante ans, voulut se marier ;
on lui demanda un délai, & il en profita
pour faire des réflexions qui le détour-
nèrent du mariage. Quelques fussent
ses réflexions, (on peut présumer que
son âge & la goutte à laquelle il étoit
sujet, les lui firent naître ;) il est conso-
lant pour la société, que ce grand homme ait senti qu'il se devoit à la patrie, autrement que par ses ouvrages.
M. Halley, disciple du grand New-
ton, vint à Calais observer la fameuse
comète qui parut en 1681, & sur
laquelle on a tant écrit. De retour à
Londres, il se dispose à mettre ses observations en ordre ; il commençoit
déjà, lorsqu'à travers des calculs ari-
des & immenses, l'Amour lui fit voir
Marie Tooke ; Halley en devint amou-

reux, mais il vouloit finir ses calculs,
ce qui lui fut impossible; il épousa
Marie Tooke en 1682, pour se mettre en état de travailler & reprit ensuite ses occupations (*a*). L'Amour peut
mettre cette victoire parmi celles qui
lui font le plus d'honneur.

On doit à M. Tissot un excellent
ouvrage sur la santé des Gens de Lettres, dans lequel on trouve plusieurs
exemples des mauvais effets que produit le trop d'attachement au travail.
On peut voir dans cet ouvrage le ré-
gime que doivent suivre les hommes
studieux pour conserver leur santé dans
le meilleur état qu'il soit possible, &
la réparer lorsqu'elle est chancelante.
M. Tissot veut rapprocher les hommes
de la Nature pour leur bien-être physique; il y a du chemin à faire pour
les hommes de lettres, mais les avantages réels qu'ils doivent en retirer,
surpassent tous les autres, qui le plus
souvent ne font qu'imaginaires.

Dès-qu'un homme de lettres est
véritablement malade, dit M. Tissot,

(*a*) *Histoire des Philosophes modernes*, &c. par
M. Saverien.

la première ordonnance qu'on doit lui faire, c'est une cessation absolue de toutes ses études...... Il faut qu'il oublie qu'il y a des sciences & des livres; la porte de son cabinet doit être fermée pour lui, & il doit se livrer uniquement au repos, à la gaieté, aux plaisirs de la campagne, & devenir ce que la Nature a fait tous les hommes, laboureur ou jardinier. Il n'y a que ce moyen de les tirer de leurs méditations, & on ne les rétablit point tandis qu'ils continuent à méditer. » Si l'on » pouvoit trouver un remède qui suspendît sans danger la faculté de penser, ce seroit le spécifique des maladies des gens de lettres. » [a]

JE regarde un studieux dans son cabinet comme un citoyen utile, sur-tout s'il dirige ses travaux vers des objets qui ont pour but le bonheur de ses semblables; mais il n'est pas moins vrai que cet homme est hors de la Nature, & qu'on peut regarder les occupations littéraires comme une maladie qui attaque l'espèce humaine, en minant peu à peu la population. Je desirerois donc

_____

(a) *De la santé des Gens de Lettres.* 1768, p. 221.

qu'un homme de lettres fût marié,
parce que tous les hommes, excepté
les miniſtres de la Religion, devroient
l'être, & encore, parce que les douceurs de l'union conjugale, peuvent
calmer la teinte ſombre qui empreint
l'imagination d'un homme qui ſe livre
trop au travail. Mais il faut qu'il oublie
qu'il eſt homme de lettres, lorſqu'il
approche ſa campagne; il ſeroit dangereux de porter dans le ſein des plaiſirs, une imagination affaiſſée ſous le
poids fatigant de l'étude. Qu'il ſe regarde donc comme un homme malade:
qu'en ſuivant les ſages conſeils que
donne M. Tiſſot, il ſe rapproche de
la Nature; qu'il oublie enfin l'*eſprit*,
dans ces momens délicats où le cœur
ſeul doit être voluptueuſement affecté.

APRÈS la claſſe des hommes de lettres, dont la plupart évitent les nœuds
du mariage, il en eſt encore une beaucoup plus conſidérable qu'on ne s'imagine, dont le célibat arrête la population; c'eſt la claſſe des perſonnes qu'une
imagination ardente entraîne dans des
lectures continuelles. » Peut-être, dit
» M. Tiſſot, que de toutes les cau-
» ſes

» fes qui ont nui à la fanté des fem-
» mes, la principale a été la multi-
» plication infinie des romans depuis
» cent ans. Dès la bavette jufques à
» la vieilleſſe la plus avancée, elles
» les lifent avec une fi grande ardeur
» qu'elles craignent de fe diſtraire un
» moment, ne prennent aucun mou-
» vement, & fouvent veillent très-
» tard pour fatisfaire cette paſſion......
» Une fille qui à dix ans lit au lieu
» de courir, doit être à vingt une
» femme à vapeurs, & non point une
» bonne nourrice » (a).

LES caufes qui influent autant fur le
phyfique affectent également le moral.
J'ai connu des perfonnes de l'un & de
l'autre fexe, dont la conſtitution avoit
été robuſte, s'affoiblir peu à peu par
l'impreſſion trop vive que faifoient fur
leur imagination des lectures paſſion-
nées. Les romans tendres s'oppofent
plutôt aux mariages qu'ils n'en font
contracter ; une femme, lorfque fon
cœur, ou plutôt fon imagination eſt
embrafée par une ardeur romanefque,
ne cherche pas un époux ordinaire ; un

____

(a) *Idem*, page 184.

héros seul peut avoir des droits sur elle. Séduite par des sentimens fictives, l'union conjugale ne peut avoir de charmes à ses yeux, si un lien aussi doux n'est dénaturé par des accessoires ridicules, qui font de l'amour, une passion que l'imagination seule nourrit.

L E célèbre Molière a bien connu cet amour *spiritualisé*, qui écarte quelques femmes singulières de ce qu'elles doivent à la Nature, lorsqu'il fait dire à *Clitandre* par une de ses femmes......

Appellez-vous . . . . . . être à vos vœux
    contraire
Que de leur arracher ce qu'ils ont de vul-
    gaire,
Et vouloir les réduire à cette pureté
Où du parfait Amour consiste la beauté?
Vous ne sauriez pour moi tenir votre pensée
Du commerce des sens nette & débarrassée :
Et vous ne goûtez point dans ses plus doux
    appas,
Cette union des cœurs, où les corps n'entrent
    pas :
Vous ne pouvez aimer que d'une amour
    grossière ;
Qu'avec tout l'attirail des nœuds de la ma-
    tière.
Et pour nourrir les feux que chez vous on
    produit,
Il faut un mariage.... *& tout ce qui s'enfuit.*
Ah quel étrange amour ! & que les belles
    ames

Sont bien loin de brûler de ces terreſtres
    flammes !
Les ſens n'ont point de part à toutes leurs
    ardeurs,
Et ce beau feu ne veut marier que les
    cœurs.
Comme une choſe indigne, il laiſſe là le
    reſte ;
C'eſt un feu pur & net comme le feu cé-
    leſte ;
On ne pouſſe avec lui que d'honnêtes ſou-
    pirs,
Et l'on ne panche point vers les ſales dé-
    ſirs ;
Rien d'impur ne ſe mêle au but qu'on
    propoſe.
On aime pour aimer, & non pour autre
    choſe.
Ce n'eſt qu'à l'eſprit ſeul que vont tous les
    tranſports ;
Et l'on ne s'apperçoit jamais qu'on ait un
    corps (a).

DES ridicules que Molière a fron-
dés, celui-ci eſt un de ceux qu'il a
attaqué ſans un certain ſuccès ; du
moins il reparoît avec force de nos
jours, & c'eſt à la honte de l'humanité.

JE ne ſuis point ſurpris que les perſonnes qui aiment la lecture des romans dans leſquels l'auteur s'eſt plu à

(a) *Les femmes ſavantes.* Acte IV, Scène 2.

rassembler un enchaînement de malheurs & de crimes, paroissent s'éloigner du mariage : la mélancolie, suite nécessaire des pensées qui noircissent l'imagination, en l'affectant douloureusement, doit peu disposer à une union douce & tranquille. Les poignards, les tombeaux, ces catastrophes funestes que l'on trouve variées de mille manières dans les romans du jour, donnent aux organes un degré de sensibilité, d'*irritabilité*, qui tôt ou tard dégénère en maladie. Ne sont-ce pas les Auteurs de ces livres *dangereux*, qui, faisant perdre à la nation cette gaieté si nécessaire pour la population, causent ces débilités, ces foiblesses, ces *vapeurs*, ces maladies de nerfs, dont on se plaint tant depuis quelques années ? Que feroit-on à un homme, qui d'un coup de baguette auroit le pouvoir de pétrifier au milieu d'un bal toutes les personnes qui s'y réjouissent, qui feroit succéder un état d'inertie aux danses gaies & folâtres qui amusoient l'assemblée ?

Il est encore un genre de romans, (& ceux-ci paroissent d'abord utiles,) qui semblent faits par des hommes éni-

vrés des douceurs de l'amour conjugal & de l'amour paternel. Ces livres feroient de la plus grande utilité,
fi ceux qui les lifent ne vouloient en
connoître les Auteurs. Qu'arrive-t-il ?
Celui qui a chanté l'hymen, la volupté, eft un trifte célibataire qui puife
dans fon imagination le feu qui devroit
échauffer fon cœur ; c'eft un Général
qui encourage fes foldats & qui craint
la mort........ Que ceux qui chantent
l'Amour foient amoureux; que celui
qui exalte les douceurs du mariage
puife dans les careffes de fon époufe,
dans celles de fes enfans, les chants
qu'il confacre à l'amour conjugal &
paternel. Que ceux qui offenfent la
Nature, en décrivant les myfteres auxquels ils ne veulent pas être admis,
craignent que pour fe vanger, la Nature ne leur donne, un inftant feulement, le cœur d'un homme fenfible !

Un Ecrivain, que fon éloquence,
fes mœurs, fes malheurs même ont
rendu célèbre, a décrit avec beaucoup
de feu les plaifirs que peuvent goûter
l'homme & la femme dans l'union que
produit le mariage. On verfe des larmes
délicieufes en parcourant les tableaux

qu'a fait ce grand maître ... Une ré-
flexion m'a souvent attristé en admirant
l'expreſſion, la chaleur, les tranſports
du célèbre citoyen de Genéve ; j'ai dit,
cet homme ſenſible, qui a ſu chanter
l'Amour & l'Hymen avec tant d'énergie....... qu'il étoit à plaindre ! lorſqu'après avoir allumé dans ſon cœur les
feux ſacrés de la Nature, il ne pouvoit
preſſer dans ſes bras une épouſe, des
enfans !

Felices ter & amplius ;
 Quos irrupta tenet copula, nec malis
Divulſus querimoniis
 Supremâ citius ſolvet amor die.
HORACE, liv. prem. Ode XIII.

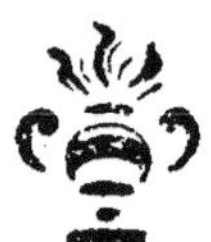

CHAPITRE II.

Coutumes de quelques Nations concernant le Mariage.

*La Nature & l'Hymen ; voilà les loix pre-
mières (a).*

LES Peuples les plus heureux ont dû
être ceux qui laiſſoient une entière liberté ſur le choix des époux,
& qui loin de gêner l'union des cœurs
par les entraves de l'intérêt, n'étouf-
foient pas l'amour ſous le fardeau des
convenances ou des préjugés. Il eſt encore quelques nations où cette liberté
s'eſt conſervée, & c'eſt un jour qui
luit ſur l'union conjugale, tandis que
les peuples eſclaves des richeſſes & des
rangs, contractent des mariages ſur
leſquels règne une voile ſombre qui ca-
che l'ennui, le dégoût, la diſcorde.

CHEZ les Gaulois, lorſqu'une fille
étoit en âge d'être mariée, ſon père

_____

(a) VOLTAIRE.

invitoit à dîner les jeunes gens du canton : elle étoit la maîtreſſe de choiſir celui qui lui plaiſoit le plus , & pour marquer la préférence qu'elle lui donnoit, c'étoit par lui qu'elle commençoit à préſenter à laver (a). D'une coutume auſſi ſage, il devoit réſulter pluſieurs avantages : une fille n'étoit jamais mariée contre ſa volonté , & cela ſeul devoit ſuffire pour rendre heureux la plupart des mariages. Cette circonſtance influoit beaucoup ſur le caractère , & fortifioit l'eſprit : nous voyons dans les Hiſtoriens , que les femmes Gauloiſes entroient dans toutes les aſſemblées où il étoit queſtion de délibérer ſur la paix ou ſur la guerre ; les hommes avoient pour elle une ſorte de vénération ; & dans leurs repas , il étoit permis de tout dire , excepté de mal parler des femmes.

Nos Rois de la première race ſacrifioient dans leurs mariages, la naiſſance & la politique ; c'étoit preſque toujours la beauté qui faiſoit les Reines.

Avec

_____

(a) *Eſſais hiſtoriques ſur Paris* , tom. II.

Avec l'ufage paffager des maîtreffes,
dit M. de Saintfoix, ils fe permet-
toient encore la pluralité des femmes.
Cher Prince, dit un jour Ingonde à
Clotaire I, fon mari, *j'ai une fœur,
que j'aime ; elle s'appelle Aregonde,
& demeure à la campagne ; j'efpére que
vous voudrez bien vous charger de fon
établiffement, & lui choifir un époux.*
Clotaire alla voir cette Aregonde *à
fa maifon des champs*, la trouva jolie, l'époufa, & revint enfuite dire à
Ingonde, qu'il n'avoit point imaginé
de parti plus fortable pour fa fœur que
lui-même ; qu'il l'avoit époufée, &
que déformais elle l'auroit pour compagne [*a*].

AVANT le régne de Pierre I, les
Czars choififfoient auffi leur femme
parmi les plus belles filles. On les faifoit venir des provinces. La grande maîtreffe de la Cour les recevoit chez elle,
les logeoit féparément, & les faifoit
toutes manger enfemble. Le Czar les
voyoit, ou fous un nom emprunté, ou
fans déguifement ; le jour du mariage
étoit fixé, fans que le choix fût encore

____

(a) *Effais hift. fur Paris*, tom. II.

II. Partie.   **E**

connu ; & le jour marqué on préfentoit un habit de noce à celle fur qui le choix étoit tombé. On diftribuoit d'autres habits aux prétendantes, qui s'en retournoient chez elles. C'eft de cette manière, que Michel Romanow époufa (en 1626,) Eudoxe, fille d'un pauvre gentilhomme appellé Streshneu. Il cultivoit fes champs lui - même avec fes domeftiques, lorfque les chambellans envoyés par le Czar avec des préfens, lui apprirent que fa fille étoit fur le trône (a).

LE mariage chez les *Kamtchadals*, [peuple qui habite une vafte prefqu'Ifle, fituée vers le nord de l'Afie, & que les Ruffes ont conquife,] offre des épreuves qui démontrent combien eft forte la paffion de l'homme pour s'unir à une femme. Lorfqu'un Kamtchadal veut fe marier, il jette les yeux fur quelque jeune fille du village voifin ; lorfqu'il a découvert une jeune perfonne à fon gré, il va trouver fes parens, leur apprend qu'il aime leur fille, & leur demande la permiffion de

____

(a) *Hiftoire de l'empire de Ruffie*, &c. par M. de Voltaire, tom. I.

les fervir un certain temps, ce qu'il obtient facilement : il marque pendant fon fervice, qui quelquefois eft de plu-fieurs années, un zèle extrême, & une très-grande docilité : mais quand le ter-me fixé eft arrivé, il prie fes maîtres de vouloir bien lui permettre de *tou-cher* leur fille. S'il a eu le bonheur de plaire aux parens de fa maîtreffe, ils le lui accordent ; mais s'ils font mécontens, ils lui donnent quelque chofe pour lui tenir lieu de falaire, & il eft obligé de fe retirer.

QUAND on a donné à un Kamt-chadal la permiffion de toucher fa maîtreffe, c'eft à lui d'épier l'inftant où elle fera feule, ou du moins peu accompagnée, car alors toutes les femmes & les filles du village font obligées de la défendre contre les en-treprifes de fon amant : outre ces fur-veillantes, elle eft revêtue de deux ou trois caleçons avec des camifoles, & tellement entortillée & enveloppée de filets & de courroies, qu'elle ne peut pas fe remuer, qu'elle eft comme une ftatue. S'il a le bonheur de la trouver feule, ou avec peu de compagnes, il fe jette fur elle, s'efforce de rompre

les filets qui l'enveloppent, & de déchirer ses robes, afin de pouvoir la
toucher aux parties naturelles, car
c'est en quoi consiste toute la cérémonie du mariage. Cette entreprise est
très-difficile par la résistance des femmes qui gardent la jeune personne,
& qui s'élancent sur l'amant, le tirent
par les cheveux, lui écorchent le visage, l'estropient, & l'excèdent de
coups pour lui faire lâcher prise. Si
malgré ses blessures, il vient à bout
de son entreprise, il faut qu'il prenne
la fuite aussi-tôt qu'il a dépouillé son
amante, qui le rappelle au même instant d'une voix tendre & passionnée,
en prononçant *ni*, *ni*; & dès-lors le
mariage est fait. Mais il est rare qu'un
homme réussisse avant un an de com-
bats; & toutes les fois qu'il est forcé
de céder à ses surveillantes, il a besoin
d'un temps considérable pour guérir de
ses blessures. On en a vu après sept ans
de poursuites, être forcés de renoncer
à l'objet de leur amour, & de vivre
honteux, meurtris & estropiés le reste
de leurs jours.

Cet état de guerre n'a lieu que pour
les mariages des filles; car à l'égard

des veuves, il fuffit qu'elles foient d'accord avec ceux qui les cherchent ; mais
une veuve ne peut être enlevée qu'après
qu'elle a expié fes fautes ; ce qui confifte à coucher la première nuit avec
un étranger. Malgré la facilité que les
Kamtchadals ont à époufer une veuve,
celles-ci ne font guères recherchées à
caufe de l'*expiation*. Il n'y a qu'un
étranger, ou quelqu'un au-deffus des
préjugés de honte & d'infamie, qui
veuille rendre ce fervice aux veuves,
cette action étant regardée par les
Kamtchadals comme très-déshonoran-
te. Les femmes étoient autrefois obligées de faire beaucoup de dépenfe pour
trouver un homme qui voulût les pu-
rifier ; fouvent elles étoient forcées de
refter veuves malgré elles, mais depuis-
que les Cofaques font établis au Kamtchatka, elles font moins embarraffées,
& trouvent des hommes pour les ab-
foudre de leurs fautes.

LE divorce eft reçu au Kamtchatka,
& il fe fait fans bruit : le mari fait
lit à part, & quelques jours après époufe une autre femme. La femme ré-
pudiée prend à fon tour un nouveau
mari [a].

____

[a] *Voyage en Sibérie, tome fecond, contenant*

Les Koriaques, qui font voifins des Kamtchadals, & qui fe divifent en Koriaques à rennes, & en Koriaques fixes, obfervent à peu de chofe près dans leurs mariages, les mêmes cérémonies que les Kamtchadals. Il faut obferver néanmoins que parmi ces peuples, le vol eft non-feulement licite, mais même loué & eftimé, pourvu qu'il ne fe faffe pas dans la famille, & qu'on foit affez adroit pour n'être pas découvert; car on punit févérement le voleur qui eft pris fur le fait, bien moins pour le vol en lui-même que pour avoir manqué d'adreffe. Une fille ne peut époufer un homme qui n'ait donné auparavant des preuves de fa dextérité à voler.

Il exifte une différence dans les mœurs entre les deux nations de Kóriaques, trop fingulière pour n'être pas obfervée. Ceux qui nouriffent des rennes pouffent la jaloufie au point de tuer leurs femmes fur le plus léger foupçon. Cette cruauté oblige ces malheureufes à faire tout ce qui dépend d'elles pour devenir laides; elles ne

---

la defcription du Kamtchatka, &c. première partie, chap. XVI.

fe lavent jamais le vifage ni les mains ; elles ne peignent point leurs cheveux ; les habillemens qui paroiffent à l'ex-térieur ne préfentent que des lambeaux mal-propres & dégoûtans, tandis qu'-elles réfervent la propreté pour tout ce qui eft foumis moins immédiatement aux yeux...... Elles craindroient qu'on ne les foupçonnât d'avoir quelqu'a-mant fi elles affectoient de paroître s'occuper de la plus légère parure.

Les Koriaques fixes au contraire, & particulièrement ceux qu'on nomme *Tchoukti*, regardent comme la plus grande preuve d'amitié que puiffe leur donner un ami qui vient chez eux, que de coucher avec leurs fem-mes ou leurs filles, & pendant ce temps-là, le maître de la maifon fort exprès & va trouver la femme de l'ami qu'il a chez lui. Refufer de coucher avec la femme du maître de la mai-fon, c'eft lui faire un outrage fi grand, que dans ce cas on rifque d'être tué, pour avoir reçu avec mépris ces té-moignages de leur amitié (*a*).

Un Groënlandois qui veut fe ma-

(a) *Idem*, chapitre XXI.

rier, ne s'inquiète que de favoir fi la fille qu'il recherche eft entendue au ménage, & fi elle fait bien coudre. Celle-ci de fon côté, demande fi fon amant eft adroit à la chaffe & à la pêche, & s'il y eft heureux & affidu. Deux ou trois vieilles femmes font les entremetteufes du mariage : lorfqu'on le propofe à la fille, celle-ci dénoue fes cheveux, les éparpille fur fon vifage & fe met à pleurer : les vieilles fans faire femblant de s'appercevoir de fon afflic-tion, la prennent fous les bras & l'en-traînent avec elles. Quand elle eft arri-vée dans la maifon paternelle de fon amoureux, elle continue fes pleurs affez long-temps ; le jeune homme la prie de venir fe coucher à fes côtés ; fes pleurs augmentent, il redouble fes inftances, & la confommation du mariage termine bientôt la cérémonie. Quelquefois on ne peut faire refter la jeune femme avec fon mari ; elle s'échappe plufieurs fois pour retourner chez fes parens : le mari pour tout terminer, fait faire un fac dans lequel les vieilles lui amènent fa femme bien enfermée ; elle eft alors obligée de refter dans fon nouveau ménage (a).

____

(a) *Hiftoire naturelle de l'Iflande, du Groënland,* &c. tome II.

LES mariages des *Islandois* se font avec moins de cérémonie. Les parens des deux côtés, conduisent le marié & la mariée à l'Eglise, où le Prêtre les unit. Ils se rangent ensuite dans le fond de l'Eglise contre le mur. Les jeunes mariés avec le Prêtre sont au milieu, & les parens des deux côtés. La mariée se fait donner un bocal plein d'eau-de-vie qu'elle porte à sa voisine : le marié en fait autant de son côté, & l'on continue de même tant qu'on peut se soutenir sur ses jambes. Cette liqueur est l'ame de toutes les assemblées du pays ; & pourroit-on s'en passer dans une cérémonie aussi solemnelle que celle du mariage [a] ?

DANS la petite *Buckarie*, pays d'Asie dont les *Tartares Kalmouks* sont Seigneurs, les hommes, comme dans beaucoup d'autres pays, achètent leurs femmes à prix d'argent, & le degré de beauté en fait la valeur. Plus un père de famille a de belles filles, plus il est riche. Les réjouissances de la noce durent trois jours, pendant lesquels le

[a] *Idem,* tome I.

marié fe couche chaque foir auprès de
fa nouvelle époufe ; mais on ne lui permet pas d'ôter fes habits, il ne peut
y refter qu'un inftant, & plufieurs
femmes qui l'obfervent s'oppofent à
ce qu'il foit le mari de fa femme.
Ce n'eft qu'à la troifième nuit qu'il
peut entrer dans tous les droits d'un
mari [a].

A des cœurs bien touchés tarder la jouiffance,
C'eft infailliblement leur croître le défir [b].

LES *Macaffars*, habitans de l'Ifle de
Célèbe, ont un ufage oppofé aux Buc-
kariens : après la cérémonie, on enfer-
me les nouveaux mariés dans une chambre obfcure, où il n'y a point d'autre
lumière que celle d'une petite lampe.
On les laiffe feuls en cet endroit trois
jours & trois nuits, fans qu'il leur foit
permis d'en fortir, ni à perfonne d'y
entrer. Cette retraite eft fi rigoureufe,
qu'on a pourvu à tout ce qui auroit pu
exiger qu'ils en fortiffent. Le quatrième

(a) *Mélanges intéreffans & curieux*, ou *abrégé*
d'Hiftoire Naturelle, *Morale*, *Civile & Politique de*
l'Afie, *l'Afrique*, *l'Amérique & des Terres Polaires*,
tom. III.

(b) *Poéfies de* Malherbe.

jour, un valet entre dans la chambre des mariés, tenant d'une main un grand vase rempli d'eau, & de l'autre une barre de fer sur laquelle sont gravés quelques caractères mystérieux. On oblige les deux époux de se lever & de mettre les pieds nuds sur la barre de fer; on leur jette ensuite sur le corps toute l'eau du vase. On suppose apparemment qu'ils ont besoin d'être rafraîchis [a].

LES *Buckariennes* ne sont pas aussi à plaindre que les femmes des Kalmouks leurs maîtres, dont j'ai parlé. Ceux-ci ont la liberté de prendre autant de femmes qu'il leur plaît, sans y comprendre leurs concubines, qu'ils choisissent parmi leurs esclaves. Le choix de leurs femmes n'est restreint, ni par la parenté, ni par aucune loi. Un Kalmouk épouse sa plus proche parente, à l'exception de sa mère. Le mariage d'un père avec sa fille n'est même pas sans exemple chez ce peuple affreux. Ils cessent de coucher avec leurs femmes dès qu'elles ont atteint l'âge de

(a) *Mélanges intéressans*, &c. tom. IX.

quarante ans : ils les regardent alors comme autant de servantes, à qui ils accordent la subsistance pour prendre soin de leurs maisons & des jeunes femmes qui leur succèdent [a].

LES Guèbres, gouvernés par une des plus anciennes religions du monde, ont une loi qui ne leur permet qu'une seule femme ; ils ne peuvent la répudier & en prendre une autre que dans le cas où elle est stérile pendant les neuf premières années du mariage. Les loix qui gouvernent ce malheureux reste des anciens Persans, & qu'ils ont reçues de Zoroastre, seroient très-sages, si elles défendoient à ce peuple les mariages incestueux des fils avec leurs mères, des frères avec leurs sœurs, & des pères avec leurs filles [b].

UNE secte qu'on nomme *Sabéisme*, & qui se trouve aussi en Perse, présente dans le mariage des cérémonies assez singulières. Les Sectateurs du Sabéisme, sont nommés *Chrétiens de St.*

***

[a] *Idem.* tom. III.

(b) *Idem.* tom. VII.

Jean, parce qu'ils reconnoissent St.
Jean-Baptiste pour leur premier Apô-
tre. Leur Clergé est composé de Prêtres & d'Evêques, dont les dignités
font héréditaires ; aussi les Ecclésiasti-
ques font-ils tous mariés afin de perpétuer leur ministère ; mais s'ils épou-
foient une fille qui ne fût pas vierge,
leurs enfans ne pourroient leur succéder
dans leurs fonctions facrées.

VOICI les cérémonies qu'obferve
ce peuple dans la célébration du mariage. Les parens de l'époux, accompagnés d'un Prêtre, vont trouver la
future, lui demandent fi elle est vierge ; & elle est obligée de jurer cette
vérité. La femme du Prêtre s'assure par
elle-même, fi la prétendue n'a point fait
un faux serment & rend fon témoignage. Tout étant favorable, on mène la
fille, avec fon futur, au bord d'une rivière, & on les baptife l'un & l'autre. Après quelques cérémonies, le
Prêtre les fait asseoir, leur approche
la tête l'une contre l'autre en récitant de
longues prières. Il cherche enfuite dans
un livre de divination, le moment heureux pour la confommation du mariage ; il l'indique aux époux, & les envoie

mettre à profit sa prédiction. En Europe, tout seroit fini ; mais chez les
Sabis, les mariés vont trouver l'Evêque , devant lequel le mari jure d'avoir
trouvé sa femme pucelle. Le Prélat les
baptise encore , & met le sceau à leur
mariage , en leur passant des anneaux
aux doigts. Si le mari ne convient pas
de la virginité de sa femme devant
l'Evêque , son mariage n'est point rati-
fié devant celui-ci (*a*).

Les Persans qui suivent la loi Ma-
hométane, ont beaucoup moins besoin
de cérémonies que les chrétiens de St.
Jean ; ils regardent le célibat comme
un état contraire à la Nature & opposé
aux vues du Créateur. D'après cette
façon de penser, dès qu'un Persan a
atteint l'âge de puberté, & qu'il té-
moigne quelque penchant pour les femmes , on le marie , ou on lui donne
une concubine. Les Persans contrac-

(*a*) Les Sabéens ne sont pas les seuls qui exigent
pour la validité du mariage , l'intégrité de la prétendue ; nous verrons au volume suivant, les précautions que prennent certains peuples pour s'assurer
de cet etat, & combien peu il faut compter sur
les signes incertains qu'on donne comme une preuve
de la virginité.

tent trois fortes d'unions avec les femmes. Ils prennent les unes à bail à
un prix convenu, & le contrat fe
paffe en préfence du Juge, qui rend
cet acte obligatoire aux deux parties.
Ils en achètent d'autres pour en faire
des concubines & en époufent quelques-unes. Cette nombreufe quantité
de femmes devroit ruiner les Perfans
dont la fortune eft bornée ; mais ils
n'ont pas l'art dangereux de faire mon-
ter une jolie femme à un prix exor-
bitant. A *Ifpahan*, Capitale de l'Empire , une belle femme fe loue quatre
à cinq cens livres par an , & n'a pas
la liberté de quitter fon mari paffager
avant le terme. Les femmes proftituées
y font en grand nombre ; on en comp-
toit en 1666 jufqu'à quatorze mille
dans la Capitale feulement, defquelles
le nom étoit enrégiftré par celui qui
eft chargé de recevoir leur tribut ;
fans compter, dit un Voyageur, un
pareil nombre , ou peut-être encore
un plus grand qui n'eft pas régiftré, &
dont le tribut fe perçoit en fecret au
profit du receveur.

UN ufage commun parmi ces filles,
[& celui-ci eft fort fage], c'eft que

le nom qu'elles prennent eſt le tarif
de leurs faveurs. L'une s'appelle la
dix tomans , (le *toman* vaut près de
cinquante livres de notre monnoie) un
autre la cinq , la deux tomans , &c.
Que d'hommes en Europe auroient à
rougir , ſi les courtiſannes dont ils
ont eu les faveurs annonçoient le prix
qu'elles en ont retiré !

Le mariage des *Siamois* diffère de
celui des autres Nations par une circonſtance particulière ; la conſommation du mariage précède la cérémonie.
On y défend l'union conjugale au premier degré de parenté ; mais il eſt permis d'épouſer ſa couſine germaine &
les deux ſœurs , pourvu que ce ſoit dans
le même temps. Il y a apparence que
les Rois ne ſont pas aſſujettis à cette
loi ; Chaon - Naraie avoit épouſé ſa
ſœur, dont il avoit eu une fille unique
qu'il épouſa enſuite ſecrétement.

Aux Iſles *Philippines* , ce n'eſt qu'en
payant que l'on parvient à être entièrement maître de ſa femme. Celle-ci
ne porte point de dot , ſa famille exige
au contraire une ſomme d'argent avant
de

de la livrer à un homme. Les frais de la noce font exceffifs ; le mari eft obligé de payer fon entrée dans la maifon de fa prétendue , & ce droit fe nomme *paffava* ; enfuite la liberté de parler à fa femme ; puis celle de boire & de manger avec elle ; & enfin une fomme proportionnée à la condition des parens , pour obtenir le droit de la cérémonie le plus effentiel.

LA beauté qui brille dans la *Min-grelie*, la *Géorgie*, la *Circaffie*, fembleroit annoncer que l'Amour a établi le fiège de fon Empire dans ces contrées. En effet, tous les voyageurs s'accordent à dire que le fang des peuples qui habitent ces pays , eft très-beau ; que les hommes y font très-grands & bienfaits, les femmes charmantes & la taille la plus admirable. Le fang de Géorgie eft, felon Chardin, non-feulement le plus beau de l'Orient, mais de l'univers. Ces femmes ont un regard tendre, qui femble careffer tous ceux qui les regardent. La Nature a répandu fur la plupart des graces fi attirantes, des agrémens fi féduifans, que je tiens pour impoffible , dit notre

Voyageur, qu'on puisse les voir sans
les aimer. Un Peintre, avec l'imagination la plus vive, ne pourroit donner à ses figures un visage plus char-
mant, une taille plus dégagée & plus
parfaite que celle des Géorgiennes.

Il est triste, sans doute, de ne
trouver, parmi des peuples si favorisés
de la Nature, qu'un tissu d'horreurs qui
font un affreux contraste avec la beauté.
Les Mingreliennes sont gracieuses, af-
fables, amies des cérémonies, & fort
complimenteuses, mais d'ailleurs les
plus méchantes femmes de la terre ;
superbes, perfides, fourbes, cruelles &
impudiques. Il n'est point de méchan-
cetés dont elles n'usent, point de res-
sorts qu'elles ne fassent jouer pour se
faire des amans, pour les conserver,
& pour les perdre, lorsqu'elles ont lieu
de s'en plaindre. Les hommes n'ont
pas de meilleures qualités que les femmes, & font leur étude de voler. L'im-
posture, le meurtre, l'adultère, l'in-
ceste, la bigamie, tous les crimes les
plus honteux sont communs en Mingre-
lie & semblent être des vertus. Parmi
ce peuple, l'union conjugale n'est qu'un
contrat de vente, par lequel les parens

de la future conviennent de la livrer, après l'exécution des conditions stipulées. Les deux mariés paroissent pour la cérémonie devant un Prêtre, avec un parent ou un ami qui sert de parrain. Pendant que le Prêtre récite quelques prières, le parrain met une espèce de voile sur la tête des deux conjoints, & coud ensuite leurs habits l'un à l'autre; puis il met sur leurs têtes des couronnes de fleurs, changeant alternativement ces couronnes, & les faisant passer trois ou quatre fois de la tête du mari sur celle de la femme, selon que le Prêtre récite certaines oraisons. Il prend ensuite un morceau de pain qu'il rompt en sept parties, & leur en met dans la bouche à chacun une, & recommence jusqu'à la septième qu'il mange lui-même. Il leur donne aussi à boire à chacun trois fois dans la même coupe, & boit ce qu'ils ont laissé. Alors il ne reste plus, pour parfaire l'union, que la cérémonie qui n'exige pas de témoins, & qui n'est jamais oubliée.

On peut dire que dans ces pays, comme dans beaucoup d'autres, le mariage est une affaire de calcul: c'est toujours l'intérêt qui y fait les mariages; parce que ces Peuples naturellement pauvres, ne voient dans l'union conjugale, qu'un moyen d'acquérir une forte d'aifance, en vendant les enfans qui en naiffent (*a*).

ON encourage l'union conjugale d'une manière particulière dans les pays foumis à l'Empereur de *Maroc.* Les jeunes gens, même les fils de l'Empereur, vont continuellement tête nue, jufqu'à ce qu'ils foient mariés, & alors ils ne fe découvrent jamais. Les mariages fe traitent par de vieilles femmes, dont l'âge, exempt de tout foupçon, leur permet de parler librement aux hommes, & ceux-ci ne voient leur femme qu'après la confommation. Cet inconvénient, d'époufer une femme fans la voir, eft compenfé par la liberté que l'on a de la répudier fi on le juge à propos. Lorfqu'un homme commence à fentir de l'indifférence pour fa femme, il en prend une nouvelle, à laquelle il en fait en fuite fuccéder d'autres, autant que fes facultés

----

[*a*] *Mélanges intéreffans*, &c. tom. **VI**.

le lui permettent ; mais d'ordinaire, la première demeure toujours la maîtresse de la maison, & c'est elle qui règle tout ce qui regarde le ménage.

Les mariages qui ont le plus de durée, sont ceux dont le Roi se mêle. Il unit les parties d'un nœud indissoluble, que lui-même seul, ou la mort peut rompre. Point de divorce ni de répudiation permis dans ces unions, qui cependant se font de la manière la plus expéditive. Une fois l'année, ou même plus souvent, le Roi fait assembler tous les jeunes gens, soit Négres, soit Mulâtres, qui sont attachés au service de sa maison. Il en choisit quatre ou cinq cens de ceux qui lui paroissent les plus vigoureux, & fait venir en même temps un pareil nombre de jeunes filles de l'âge de dix ans jusqu'à quinze. Les uns & les autres sont rangés sur deux files dans lesquelles le Roi se promène, en disant successivement aux jeunes gens, *prends telle fille, je te la donne pour femme.* Au reste, cet ordre ne doit laisser ni difficultés ni scrupules, & on est obligé de s'y conformer sous peine de mort.

Les Arabes, que l'on nomme *Errans* ou *Bédouins*, ont l'usage singulier d'exposer en public le lendemain d'un mariage, la chemise des mariées pour marque de la virginité de la fille, dont chaque père a répondu à l'époux & à toute sa famille. Le jour de la noce, on regarde comme une magnificence le nombre d'habits que mettent successivement le marié & la mariée, en sorte que cette journée est employé à changer d'habits, jusqu'à ce que les époux aient mis tous ceux qu'ils possèdent.

Les coutumes usitées chez les *Indiens* varient dans chaque canton, & même dans chaque Ville; mais un usage assez général, c'est que les enfans, de l'un & de l'autre sexe, vont nuds jusqu'à l'âge de quatre ou cinq ans. On les fiance alors, ils se marient à neuf ou dix ans, & on les laisse suivre l'instinct de la Nature. L'on y voit souvent des jeunes mères de dix à douze ans [a].

En parlant de la puberté, nous dirons quelle influence le climat doit

─────────────

(a) *Mélanges intéressans*, tom. VIII.

avoir fur la fécondité , & pourquoi les peuples qui habitent les régions les plus expofées à la chaleur , doivent marier leurs enfans à un âge qui feroit trop prématuré dans d'autres climats.

PAR-TOUT où la chaleur eft confidérable , & où par conféquent, l'impulfion qui porte un fexe vers l'autre , fe fait fentir avec plus de force, les hommes ayant la plus grande idée de la jouiffance , font régner la volupté fur-tout ce qui les environne , & jufques fur leurs Divinités auxquelles ils offrent les plaifirs du mariage.

LES Peuples qui habitent les Royaumes de *Juda* & d'*Ardra* en Afrique adorent les Serpens qui n'ont aucun venin. A une demi-lieue de *Sabi*, capitale de *Juda*, le *Grand Serpent* a un temple magnifique. On lui fait partager les douceurs du mariage , car fes Prêtres lui cherchent les plus jeunes & les plus jolies filles du pays ; ils vont de fa part les demander en mariage à leurs parens , qui fe trouvent très-honorés de cette alliance ; on fait defcendre la fiancée dans un caveau, où elle refte deux ou trois heures , & lorfqu'elle en fort, on la proclame *épouse sacrée du grand Serpent* M. de Saintfoix dit que les fruits qui naissent de ces mariages, tiennent uniquement de leurs mères, & ont tous la figure humaine (*a*). On se doute bien que ceux qui concluent ces mariages ont intérêt de choisir les plus jolies filles.

LES Prêtres de l'Idole adorée à *Ternate*, cherchent tous les ans une épouse à leur Dieu, & font la même cérémonie que ceux du grand Serpent (*b*).

CES prétendues alliances de filles avec des serpens, ne donnent pas une grande idée du jugement des peuples qui y croient, & néanmoins on est tellement persuadé de la possibilité du fait parmi les Idolâtres dont on vient de parler, que même des Européens ont cru ou ont voulu faire croire, que rien n'étoit plus commun dans certains pays que la fureur des serpens pour les jeunes filles. On lit dans une histoire du

____

(*a*) *Essais Historiques*, tom. V.

(*b*) *Essais Historiques & Philosophiques sur les principaux ridicules des différentes Nations*. Amst. 1766.

du Paraguai, qu'on voit dans ce pays d'énormes serpens qui s'occupent à chercher des filles pour les violer, & que les Missionnaires ont assez de zèle pour s'exposer à un péril évident, afin de sauver la virginité des Indiennes attaquée par des serpens (*a*).

AVANT que le christianisme eut dissipé chez nos ancêtres les ténèbres de l'idolâtrie, on voyoit dans les *Gaules* un sacrifice amoureux avoué par la religion des *Gaulois.* Le Mont *St. Michel* s'appelloit le Mont *Belen*, parce qu'il étoit consacré à Belenus, un des quatre Dieux qu'adoroient les Gaulois. Il y avoit sur ce Mont un Collége de neuf *Druidesses ;* la plus ancienne rendoit des oracles : elles vendoient aussi aux marins des fléches qui avoient la prétendue vertu de calmer les orages, en les faisant lancer dans

---

(a) *Histoire du Paraguai ,* &c. en VI vol. in-12. On doit savoir gré à l'Auteur de cet ouvrage des motifs qui le lui ont dicté, mais ne peut-on pas lui reprocher d'y avoir inféré des faits incroyables ? Dans un nouveau *Dictionnaire historique,* on dit en parlant du P. C*** & de l'ouvrage dont il s'agit : *c'est le même ton , la même sagacité , la même exactitude......* *On souhaiteroit seulement uu peu plus de précision dans le style.....* Que de souhaits les Physiciens & les Naturalistes auroient à former avant celui-là ?

II. Partie.   G

la mer par un jeune homme de vingt-
un ans, qui n'avoit point perdu sa virginité. Quand le vaisseau étoit arrivé
à bon port, on députoit ce jeune
homme pour porter à ces Prêtresses des
présens plus ou moins considérables ;
une d'entr'elles alloit se baigner avec
lui dans la mer, & recevoit ensuite les
prémices de son adolescence, en l'ini-
tiant aux plaisirs qu'il avoit jusqu'alors
ignorés ; le lendemain, en s'en retour-
nant, il s'attachoit sur les épaules,
autant de coquilles qu'il s'étoit initié
de fois pendant la nuit.

Les *Giagues* croient qu'il y a des
Dieux bienfaisans, & des Dieux mal-
faisans ; que les uns sont réjouis par les
plaisirs des hommes, au lieu que les
autres se plaisent à les voir se haïr,
se persécuter, se déchirer & s'égorger.
Les Giagues sont ordinairement gouvernés par une Reine : lorsqu'elle est
obligée de faire la guerre, & qu'elle
est prête à livrer une bataille, pour
mettre les Dieux mal-faisans dans son
parti, elle fait jurer à ses soldats qu'ils
seront sans pitié, qu'ils n'auront égard
ni à l'âge, ni au sexe, & qu'ils répan-

dront le plus de fang qu'ils pourront.
A peine la cérémonie de ce ferment eft-
elle achevée, qu'on entend une muſi-
que tendre & voluptueuſe; elle annonce
le ſpectacle qu'on va préſenter pour
réjouir les Dieux bienfaiſans & ſe les
rendre favorables. Cent jeunes filles
choiſies parmi les plus belles du Royaume, & cent jeunes guerriers s'avancent
en chantant & en danſant; l'impatien-
ce de leurs déſirs eſt peinte dans leurs
yeux; la Reine frappe des mains; c'eſt
le ſignal....... ils ſe livrent à leurs tranſports à la vue de toute l'armée.

CHEZ les *Si-fans*, quand le chef
d'un canton eſt à l'agonie, on étend
des fleurs & des herbes odoriférantes
tout le long de ſa cabane: douze jeunes
garçons & douze jeunes filles qu'on a
choiſis, entrent, & chacun de ces douze
couples, à un certain ſignal, travaille
avec ardeur à la production d'un enfant, afin que l'ame du mourant, en
quittant ſon corps, en trouve auſſi-
tôt un autre, & ne ſoit pas long-temps
errante (*a*).

(*a*) *Eſſais Hiſtoriques ſur Paris*, tom. V.

TOUS les Peuples qui croient que les ames des morts font errantes, ont une attention fingulière pour leur procurer une nouvelle demeure. Les Sauvages *Chirigans* enterrent leurs enfans le long des grands chemins, afin que leurs ames puiffent entrer plus facilement dans le corps des femmes groffes qui paffent [*a*].

PARMI les nations Sauvages qui habitent la Louifiane, on diftingue les *Allibamons*, les *Taskikis*, les *Outachepas*, les *Tonikas*, les *Talapoukes*, & quelques autres, par le zèle qu'ils ont à faciliter de petits mariages impromptus aux Européens qui arrivent chez eux. La politeffe de ces Sauvages eft d'offrir des filles à tous les *Blancs* qui paffent par leurs villages, & ·dès qu'il y paroît un Européen, les chefs parcourent les rues en haranguant ainfi la nation : *Jeunes gens & guerriers, ne foyez point fols ; aimez le Maître de la vie ; chaffez pour faire vivre les François, qui nous apportent nos befoins ; & vous jeunes filles, ne foyez point dures, ni ingrates de votre*

---

[a] *Journ. Encyclop.* Juin 1762.

corps, *vis-à-vis des guerriers blancs pour avoir de leur sang : c'est par cette alliance , que nous aurons de l'esprit comme eux, & que nous serons redoutés de nos ennemis* (a). Il ne faut pas croire que ce soient des prostituées que ces peuples offrent si généreusement aux François ; ceux-ci peuvent choisir parmi toutes les filles , qui, pour la plupart, sont très-belles, & sur-tout très-affables. A l'égard des femmes, elles disent que par le mariage, elles ont vendu leur liberté, & qu'ainsi elles ne doivent point avoir d'autres hommes que leur mari, qui d'ailleurs est très-jaloux.

L'UNION conjugale chez ces Sauvages, tient de la simple nature, & n'a d'autre forme que le consentement mutuel des deux parties. Comme ils n'ont point de contrat civil, lorsqu'ils ne sont pas contens l'un de l'autre, ils se séparent sans cérémonies, & disent que le mariage n'est autre chose que le lien des cœurs ; qu'ils ne se mettent ensemble que pour s'aimer &

______

(a) Voyez les *Nouveaux Voyages aux Indes Occidentales* , &c. par M. Bossu , Capitaine dans les Troupes de la Marine , deuxième partie , 1768.

fe foulager mutuellement dans leurs befoins.

UN Sauvage peut avoir deux femmes , s'il eft bon chaffeur ; il y en a quelquefois qui époufent les deux fœurs: ils en donnent pour raifon , qu'elles s'accorderont mieux entr'elles que des étrangères. Les femmes fauvages font en général fort laborieufes ; on les prévient dès l'enfance , que fi elles font pareffeufes , ou mal-adroites , elles n'auront jamais qu'un *malotru* pour mari. L'avarice , l'ambition , & plufieurs autres paffions fi connues des Européens , n'étouffent point dans les pères le fentiment de la Nature , & ne les portent pas à violenter leurs enfans ; encore moins à contraindre leur inclination. Par un accord admirable , & affurément digne d'être imité, on ne marie que ceux qui s'aiment [a].

UN Sauvage qui manque de bravoure dans une action où il s'agit de l'honneur & de la défenfe de la patrie, n'eft point puni , mais il eft regardé comme l'opprobre du genre humain. Il eft méprifé des femmes mêmes , &

____

[a] *Idem.* première partie.

les filles les plus laides n'en veulent point pour mari. S'il arrivoit que quelqu'une voulût épouser un de ces hommes flétris, les parens s'y opposeroient dans la crainte d'avoir dans leur famille des hommes sans cœur, & inutiles à la patrie. Ces hommes font obligés de laisser croître leurs cheveux, & de porter comme les femmes un *alkoman*, espèce de petite jupe dont elles se servent pour cacher leur nudité. M. Bossu, en a vu un pendant la dernière guerre qui, honteux d'être en cet équipage, partit seul pour aller en guerre contre les *Tchicakas*, nos ennemis & les leurs. Il s'approcha d'eux en rampant comme un serpent, resta caché dans de grandes herbes pendant trois ou quatre jours, sans boire ni manger. Comme les Anglois portoient aux Tchicakas des marchandises en caravane, le Sauvage *Illinois* en tua un, lui coupa la tête ; après quoi il prit son cheval, monta dessus & se sauva. Il employa trois mois à cette belle expédition. A son retour, sa nation le réhabilita, & on lui donna une femme pour avoir des guerriers [a].

____

[a] *Idem.* première partie.

AINSI chez ce peuple, on est déshonoré si l'on reste célibataire, & on ne trouve pas de compagne si l'on n'aime le travail. Rien de plus sage que les trois observations d'après lesquelles les Sauvages jugent qu'un homme est fou, imbécille : *s'il néglige d'aller à la chasse ; s'il refuse d'aller à la guerre lorsqu'elle est déclarée ; s'il ne se marie pas après avoir atteint l'âge convenable* [a].

ON a vu plus haut les précautions que prennent les *Sabis* ou Chrétiens de *St. Jean*, afin de s'assurer de l'intégrité des filles qu'ils épousent ; croiroit-on qu'il existe des peuples chez lesquels cet état est un obstacle au mariage !

LE comble de la barbarie est, sans doute, de voir chez les *Canarins de Goa*, les filles qui vont être mariées, conduites à la statue de leur Dieu, & là les plus proches parens de la fiancée, réunir leurs efforts, par un motif de Religion, jusqu'à ce qu'ils aient des marques évidentes, que l'Idole de fer à laquelle ils offrent les premices de la fille, les a accepté.

***

[a] *Recherches philosophiques sur les Américains*, &c. par M. de P.... II.e part Sect. 1e.

Au Royaume d'*Arracan* & aux Iſles *Philippines*, un homme ſe croiroit déshonoré s'il épouſoit une fille qui n'eut pas été déflorée par un autre ; & ce n'eſt qu'à prix d'argent qu'on peut engager quelqu'un à prévenir l'époux. Dans la province de *Thibet* les mères cherchent des étrangers, & les prient inſtamment de mettre leurs filles en état de trouver des maris.

A Madagaſcar, & dans quelques autres pays, les filles les plus libertines & les plus débauchées ſont celles qui ſont le plutôt mariées [*a*].

Le Roi de *Calicut* livre ſa fiancée à ſon grand Aumônier avant de l'admettre dans la couche nuptiale ; il faut que cet Aumônier le débarraſſe d'une peine, qu'ordinairement tous les maris envient & ſe flattent de trouver [*b*].

Après des coutumes auſſi bizarres, on ne ſera pas ſurpris de la manière

----

[a] Voyez l'*Hiſtoire Naturelle*, par M. de Buffon, tom. IV.

[b] *Eſſais hiſtoriques ſur Paris*, tom. V.

originale dont les *Hottentots* célèbrent
leurs mariages. La principale cérémonie qui s'obferve dans cette circonftance, eft que le Prêtre piffe abondamment fur les nouveaux mariés ; ils s'ac-
croupiffent devant lui, & reçoivent
cette afperfion avec une joie extrême. Au refte, elle a lieu dans toutes
les cérémonies ; & quand on veut
faire politeffe à quelqu'un, on piffe fur
lui: plus l'afperfion eft abondante, &
plus on s'en tient honoré. Cette coutume ridicule étoit autrefois accompagnée dans le mariage des veuves,
d'une autre, qui, fi elle étoit ufitée
en Europe, empêcheroit la moitié des
mariages qui s'y font. Une veuve
Hottentote, chaque fois qu'elle fe re-
marioit, étoit obligée de fe couper un
doigt (*a*).

QUELQUES Auteurs prétendent
même que cette opération bizarre &
cruelle avoit lieu à la mort du mari, &
qu'un Hottentot fe coupoit également
un doigt lorfque fa femme ceffoit de

______

(a) Voyez *Effais hiftoriques & philofophiques fur
les principaux ridicules*, &c. *Effais hiftoriques fur
Paris*, tom. V.

vivre. Quoiqu'il en soit, il est certain que parmi ce peuple, on trouvoit beaucoup d'individus ainsi mutilés (*a*); qu'il y en avoit à qui il ne restoit plus que cinq ou six doigts aux deux mains. Les Hollandois ont enfin réussi à dissuader les Hottentots de se faire à eux-mêmes un mal si cruel, d'où il ne résulte aucun bien ni pour les morts ni pour les vivans, & ces Africains ont renoncé à l'amputation de leurs doigts, ainsi que celle d'un testicule, autre coutume cruelle dont on parlera au chapitre de la Puberté [*b*].

C H E Z les *Chinois*, les secondes noces sont regardées, sur-tout parmi les Seigneurs, comme une lâcheté de la part des femmes ; mais les gens du commun envisagent autrement un second mariage. D'ailleurs, l'union conjugale jouit de beaucoup de considération à la Chine, puisque les Chinois la regardent comme l'affaire la plus importante de la vie. Un père verroit son honneur exposé à quelque tache, si

---

(*a*) *Voyage de Siam*, tom. II.
(*b*) *Recherches sur les américains*, VI.e part.

ne s'occupoit du foin de marier fes enfans ; de même qu'un fils manque au premier de fes devoirs, s'il ne laiffe pas de poftérité pour la propagation de fa famille (a .

L E S mariages fe traitent par de vieilles femmes, & les jeunes gens qui doivent le contracter ne fe font jamais vu. Lorfque le jour fixé pour la noce eft arrivé, on renferme la future dans une chaife magnifiquement décorée, fuivie de ceux qui portent fa dot & fon trouffeau. Grand nombre de domeftiques l'accompagne le flambeau à la main, même en plein midi ; différens joueurs d'inftrumens, de fifres, de hautbois, de tambours ouvrent la marche, les parens & les amis de la mariée la terminent. Un domeftique de confiance eft dépofitaire de la clef de la chaife, & ne la remet qu'au mari, qui attend à la porte de la maifon l'époufe qui lui eft deftinée. Dès qu'elle eft arrivée, on lui donne

---

[a] Les Chinois defirent avec tant de paffion de laiffer une poftérité, que fi la Nature leur refufe des enfans, ils feignent que leur femme eft groffe, & vont demander fecrétement à l'hôpital un enfant qu'ils élèvent comme leur fils.

la clef de la chaise, il l'ouvre avec empreſſement, & c'eſt alors qu'il juge de ſon heureux ou malheureux partage. Il arrive quelquefois qu'un mari, peu ſatisfait de l'épouſe, renferme auſſi-tôt la chaiſe, & la renvoie à ſes parens, aimant mieux perdre ce qu'il a donné pour avoir ſa femme, que de tenir le marché.

ON ne peut donner une idée plus complette de la paſſion des Chinois pour faciliter les mariages, ſans même conſulter les perſonnes intéreſ-ſées, qu'en diſant, que quelquefois, deux pères qui ont leurs femmes enceintes, font des conventions de mariage pour leurs enfans, ſi la différence des ſexes ſeconde leurs vues. Dans la Province de *Chen-ſi*, on marie deux perſonnes mortes que l'on avoit deſſein d'unir. Comme l'uſage eſt de garder les cercueils deux ou trois ans, on s'envoie d'abord des préſens mutuels, accompagnés de toutes ſortes d'inſtrumens, & avec les mêmes formalités que ſi les époux étoient vivans. On place enſuite les deux cercueils l'un près de l'autre ; on fait un feſtin nuptial, & on finit par renfermer les deux époux dans le même tombeau. Après cette cérémonie, on se traite de parens, comme si les enfans avoient vécu dans le mariage *(a)*.

LES peuples dont on a parlé jusqu'ici, n'offrent pas tout-à-fait le triste spectacle des femmes toujours écrasées sous le poids du despotisme qu'exercent sur leurs compagnes les hommes de plusieurs nations. Rien peut-être de plus affligeant pour le cœur de l'homme sensible, que la force & la brutalité, donnant des fers à la douceur unie à la beauté ! Il existe néanmoins dans certains pays des coutumes bizarres qui démontrent que les hommes, en qui la Nature a déposé la force, en ont étrangement abusé pour y rendre le sort des femmes, je ne dis pas malheureux, mais insupportable.

EN général, [car il y a peu d'exceptions] les Sauvages oppriment leurs femmes. Ceux que M. de Bougainville a vu durant son voyage autour du monde, & qu'il a nommés *pécherais*, [parce qu'en abordant sa fregate ils crièrent tous ensemble *pé-*

(a) Mélanges intéressans , &c, tom. V.

cherais ,] en font un exemple frappant entre mille. Il eft vrai que parmi ce peuple les femmes ne réuniffent pas le charme qui ailleurs attache à elles........ Mais feroit-ce à leurs maris de s'en appercevoir ? Ils font petits , vilains , maigres & d'une puanteur infupportable. Ce font les femmes qui , chez cette nation , voguent dans les pirogues , & qui prennent foin de les entretenir , au point d'aller à la nage , malgré le froid , vuider l'eau qui pourroit y entrer dans les goëmons qui fervent de port à ces pirogues , affez loin du rivage. A terre , elles ramaffent le bois & les coquillages , fans que les hommes prennent aucune part au travail. Les femmes qui ont des enfans à -la mamelle , ne font pas exemptes de ces corvées (*a*). Enfin ces hommes groffiers ont fu forcer les femmes à les fervir dans les chofes les plus pénibles , tandis qu'ils paffent leurs jours dans

---

(a) *Voyage autour du monde* , &c. en 1766 ---- 1769 , par M. de Bougainville , première partie , chap. IX. En parcourant les voyageurs & les hiftoriens , on pourroit peindre avec affez de vérité le caractère de chaque peuple , feulement à la conduite que les hommes tiennent avec les femmes.

l'état de tranquillité , qui conviendroit mieux au sexe le plus foible.

L'HOMME sauvage, dit M. Thomas, tout à la fois féroce & indolent..... ne connoissant presque que le physique de l'amour , & n'ayant aucune de ces idées morales , qui seules adoucissent l'empire de la force.... commande despotiquement à des êtres que la foiblesse lui assujettit. Les femmes sont chez les Indiens ce que les Ilotes étoient chez les Spartiates, un peuple vaincu obligé de travailler pour les vainqueurs. Aussi a-t-on vu sur les rives de l'Orénoque des mères par pitié tuer leurs filles & les étouffer en naissant. Elles regardoient cette pitié barbare comme un devoir. (*a*)

A Tobolsk & dans la plus grande partie de la Russie, selon M. l'Abbé Chappe , les femmes sont tyrannisées par les hommes, qui traitent ces malheureuses comme leurs esclaves & en exigent les services les plus vils. Les cérémonies

____

(*a*) *Essai sur le caractère, les mœurs & l'esprit des femmes*, &c. pag. 2 & 3.

rémonies du mariage qui, dans tous les climats, devroient annoncer l'union la plus douce, offrent en Ruſſie le ſpectacle révoltant d'un maître dur & impérieux dans la perſonne du marié. Dès les fiançailles il oblige la jeune fille qu'il a choiſi, de lui préſenter une poignée de verges en grande cérémonie, & de tirer ſes bottes pour preuve de ſa ſupériorité, & de la ſervitude de ſon épouſe. Abuſant plus que par-tout ailleurs, dit l'Abbé Chappe, du droit du plus fort, ils ont établi les loix les plus injuſtes, loix que la beauté & la douceur de ce ſexe n'ont encore pu ni détruire ni adoucir (*a*).

S'IL eſt quelques peuples où les femmes ne ſoient pas victimes de la dureté des loix que les hommes ont promulguées pour s'arroger toute l'autorité, arrêtons-y un inſtant nos regards.

DANS l'Iſle *Formoſa*, un homme ne demeure point avec ſa femme ; il va la voir de nuit, ſe lève de grand matin, & ne retourne point chez elle

____

(a) *Voyage en Sibérie* fait par ordre du Roi en 1761, première partie, pag. 162.

II. Partie. H

pendant tout le jour ; à moins qu'elle ne l'envoie chercher, ou que le voyant paſſer, elle ne l'appelle (*a*).

UNE différence ſingulière entre les tempéramens de l'homme & de la femme, a établi dans l'Iſle de *Ceylan* une coutume qui donne aux femmes un empire ſur les hommes. L'activité de l'amour chez les premières, ne leur permet pas de ſe borner à un ſeul homme : elles ont preſque toutes deux maris, tandis qu'il eſt très - rare qu'un homme ait plus d'une femme. Celle-ci peut même être commune à toute une famille ; car après la cérémonie du mariage, qui eſt fort courte parmi les *Chingulais*, la première nuit des noces eſt pour le mari, la ſeconde pour le frère du mari, & ainſi de ſuite juſqu'au ſixième degré incluſivement, ſans que cette proſtitution ſoit toujours capable d'éteindre l'ardeur érotique qui embra-ſe ces femmes ; puiſqu'en général, elles peuvent, & les filles également, avoir commerce avec celui qui leur plaît,

____

(*a*) *Eſſais hiſtoriques ſur Paris*, tom, V.

pourvu qu'il ne foit pas inférieur à leur qualité [*a*].

CHEZ les peuples du Royaume de *Laffa*, les femmes font également maîtreffes de fixer le nombre de maris qu'elles veulent époufer. Le premier enfant qui naît appartient au mari le plus âgé : ceux qui naiffent enfuite, reconnoiffent les autres pour pères, fuivant le degré de leur âge (*b*).

LES femmes des *Nayres* ou nobles de *Calicut*, ont auffi le privilége dont je viens de parler. Le P. Tachard affure qu'il s'en eft trouvé qui avoient eu tout à la fois jufqu'à dix maris, qu'elles regardoient comme autant d'efclaves qu'elles s'étoient foumis par leur beauté (*c*).

UNE marque de l'empire des femmes au Royaume de *Congo*, c'eft que ce font elles qui donnent la nobleffe à leur mari. Dans une des provinces

---

a. Voyez *l'hiftoire de l'Ifle de Ceylan*, par le Grand.

[b] *Mélanges intéreffans*, tom. VI.

[c] Voyez les *Lettres édifiantes*, &c. recueil II.

de ce vaste pays , nommée *Malimba* ,
un usage fort singulier prouve les égards
que l'on y a pour un sexe qui , presque par-tout ailleurs , n'est pas maître
de disposer de sa main. Quand le Roi
de Malimba meurt , & qu'il ne laisse
qu'une fille , elle est maîtresse absolue
du Royaume , pourvu néanmoins qu'elle ait atteint l'âge nubile. Elle commence par se mettre en marche pour
faire le tour de ses états; dans tous les
bourgs & villages où elle passe , tous les
hommes sont obligés , à son arrivée ,
de se mettre en haie pour la recevoir ;
& celui d'entr'eux qui lui plaît le plus ,
va passer la nuit avec elle. Au retour
de son voyage , elle fait venir celui
de tous dont elle a été la plus satis-
faite , & elle l'épouse (*a*).

J'AUROIS pu allonger beaucoup ce
Chapitre , par le détail des cérémonies qu'observent une multitude de nations en contractant leurs mariages ,
& j'aurois eu toujours le désagrement
d'exposer au lecteur des usages souvent

(*a*) Voyez l'*Histoire Naturelle* de M. de Buffon,
tom. VI.

barbares , & prefque toujours ridicules. Il eft peu de pays où l'on retrouve les loix fages que la Nature dicte aux hommes ; & ce qui vaut beaucoup mieux pour la fociété, les loix de la Nature éclairées par la Religion. Il eft trifte pour l'humanité, en jetant un coup d'œil fur la furface de la terre, de n'y rencontrer que des obftacles au bonheur que peut procurer le mariage. Terminons ce Chapitre par le tableau d'un peuple nouvellement connu , qui offre la beauté & la candeur réunies.

C'EST à M. de Bougainville que l'on doit la découverte de l'Ifle de *Taiti* , & l'hiftoire du peuple aimable qui l'habite. Nés fous le plus beau ciel , nourris des fruits d'une terre qui eft féconde fans culture , régis par des pêres de familles plutôt que par des Rois, les *Taitiens* ne connoiffent d'autre Dieu que l'amour; tous les jours lui font confacrés ; toute l'Ifle eft fon temple , toutes les femmes en font les idoles , tous les hommes les adorateurs. Et quelles femmes encore ! Les rivales des Géorgiennes pour la beauté ,

& les sœurs des graces sans voile. La honte ni la pudeur, n'exercent point leur tyrannie ; la plus légère des gazes flotte toujours au gré du vent & des désire. L'acte de créer son semblable est un acte de Religion ; les préludes en sont encouragés par les vœux & les chants de tout le peuple assemblé, & la fin en en est célébré par des applaudissemens universels. Tout étranger est admis à participer à ces heureux mystères ; c'est même un devoir de l'hospitalité que de les y inviter ; de sorte que le bon Taïtien jouit sans cesse du sentiment de ses propres plaisirs, ou du spectacle de ceux des autres (*a*). Ces hommes fortunés tiennent en tout à la Nature ; ils reçoivent fidélement de ses mains leurs alimens & leur boisson ; qu'ils sont récompensés de leur frugalité, de leur tempérance ! Le sang qui circule dans leurs veines est le sang *primitif* ; les sucs qui s'en séparent, & particulièrement ceux destinés aux plaisirs & à la réproduction, font éclorre la beauté. On la retrouve chez tous les individus qui peuplent cette Isle, &

---

[a] Voyez le *Journ. Encyclop.* Déc. 1769.

c'eft à jufte titre que les François l'ont nommée la *Nouvelle Cythere*.

DEPUIS la première édition de cet Ouvrage, celui de M. de Bougainville parut, & le public y vit avec plaifir des détails agréables fur les faits généraux qui concernent les Taitiens, & qui confirment ce que j'en ai dit d'après les papiers publics.

QUELLE furprife dût caufer à des François le fpectacle féduifant qui s'offrit à eux lorfqu'ils abordèrent l'Ile de Taiti (a) ! « La plupart des fem-
» mes étoient nues, dit M. de Bou-
» gainville ; elles nous firent d'abord
» de leurs pirogues des agaceries, où
» malgré leur naïveté, on découvroit
» quelque embarras ; foit que la Natu-
» re ait par-tout embelli le fexe d'une
» timidité ingénue, foit que, même
» dans le pays où règne encore la
» franchife de l'âge d'or, les femmes
» paroiffent ne pas vouloir ce qu'elles
» défirent le plus. Les hommes, plus
» fimples, ou plus libres s'énoncèrent
» bientôt clairement...... Ils nous pref-
» foient de choifir une femme, de la

____

(a) Le 6 Avril 1768.

» fuivre à terre, & leurs geftes non
» équivoques démontroient la maniè-
» re dont il falloit faire connoiffance
» avec elles............ Je le demande,
» continue M. de Bougainville, com-
» ment retenir au travail, au milieu
» d'un fpectacle pareil, quatre cens
» François, jeunes, marins, & qui
» depuis fix mois n'avoient point vu
» de femmes ? Malgré toutes les pré-
» cautions que nous pûmes prendre, il
» entra à bord une jeune fille qui
» vint fur le gaillard d'arrière fe pla-
» cer à une des écoutilles qui font au
» deffus du cabeftan.......... La jeune
» fille laiffa tomber négligemment une
» pagne qui la couvroit, & parut aux
» yeux de tous, telle que Venus fe
» fit voir au berger Phrygien. Elle
» en avoit la forme célefte..... Mate-
» lots & foldats s'empreffoient pour
» parvenir à l'écoutille, & jamais
» cabeftan ne fut viré avec une pa-
» reille activité (a). »

LES

(a) *Voyage autour du Monde*, &c. deuxième partie, pag. 190.

LES Officiers de la frégate réuſſirent cependant à contenir ces hommes excités par la paſſion la plus vive........ Le moins difficile n'avoit pas été de parvenir à ſe contenir ſoi-même, dit M. de Bougainville.

MALGRÉ les défenſes, un cuiſinier du Commandant trouva le moyen d'échapper ; à peine a - t - il mis pied à terre avec la belle qu'il avoit choiſie, qu'il ſe voit entouré par une foule d'Indiens qui le déshabillent dans un inſtant, & le mettent tout nud de la tête aux pieds....... Il ſe crut perdu mille fois, ne ſachant où aboutiroit les exclamations de ce peuple qui examine en tumulte toutes les parties de ſon corps. Après l'avoir bien conſidéré, on lui rend ſes habits , on fait approcher la fille , on le preſſe de contenter les déſirs qui l'avoient amené à terre avec elle........ Ce fut en vain. Il fallut que les Inſulaires ramenaſſent à bord le pauvre cuiſinier plus mort que vif, & qui ne ſe remit pas aiſément de la frayeur que les Taitiens lui avoient faite par les recherches ſcrupuleuſes qu'ils firent pour juger s'il étoit conformé comme eux.

DÈS que la confiance fut établie entre les François & les Taitiens, ce qui ne fut pas difficile, on defcendit chez eux, & là, les Infulaires ne démentirent en aucune façon l'accueil qu'ils avoient fait à l'équipage.

» CHAQUE jour nos gens fe pro-
» menoient, dit M. de Bougainvil-
» le; on les invitoit à entrer dans
» les maifons, on leur y donnoit à
» manger............ On leur offroit de
» jeunes filles : la cafe fe rempliffoit à
» l'inftant d'une foule curieufe d'hom-
» mes & de femmes qui faifoient un
» cercle autour de l'hôte & de la
» jeune victime du devoir hofpitalier ;
» la terre fe jonchoit de feuillages &
» de fleurs, & les muficiens chan-
» toient aux accords de la flûte une
» hymne de jouiffance..... Ils étoient
» furpris de l'embarras qu'on témoi-
» gnoit ; nos mœurs ont profcrit cette
» publicité. Toutefois je ne garanti-
» rois pas qu'aucun n'ait vaincu fa ré-
» pugnance, & ne fe foit conformé
» aux ufages du pays (a). »

____

(a) Idem. pag. 197, 198.

CE n'eſt pas l'uſage à Taiti que les hommes accablent le ſexe le plus foible ſousdes travaux pénibles. Une douce oiſiveté eſt le partage des Taitiennes, & le ſoin de plaire leur plus ſérieuſe occupation. Les femmes doivent à leurs maris une ſoumiſſion entière : elles laveroient dans leur ſang une infidélité commiſe ſans l'aveu de leur époux. Son conſentement, il eſt vrai, n'eſt pas difficile à obtenir, puiſque le mari eſt ordinairement le premier à preſſer ſa femme de ſe livrer. Une fille n'éprouve à cet égard aucune gêne ; tout l'invite à ſuivre le penchant de ſon cœur ou la loi de ſes ſens, & les applaudiſſemens publics honorent ſa défaite........ « Il ne ſem-
» ble pas que le grand nombre d'a-
» mans paſſagers qu'elle peut avoir
» eu, l'empêche de trouver enſuite
» un mari...... Pourquoi donc réſiſte-
» roit-elle à l'influence du climat,
» à la ſéduction de l'exemple ? L'air
» qu'on y reſpire, les chants, la danſe
» preſque toujours accompagnée de
» poſtures laſcives, tout rappelle à
» chaque inſtant les douceurs de l'a-

»` mour , tout crie de s'y livrer (*a*). »

(*a*) *Idem.* pag. 219 , 220. On peut lire dans l'Ouvrage les trois premiers chapitres de la deuxième partie , où M. de Bougainville a écrit avec autant de précision que de délicatesse , ce qui concerne l'Isle de Taiti , & le bonheur des hommes qui l'habitent.....
Bonheur altéré peut-être depuis que les Européens ont abordé cette Isle. Voyez les pag. 232 , 241 & 242 de l'Ouvrage cité.

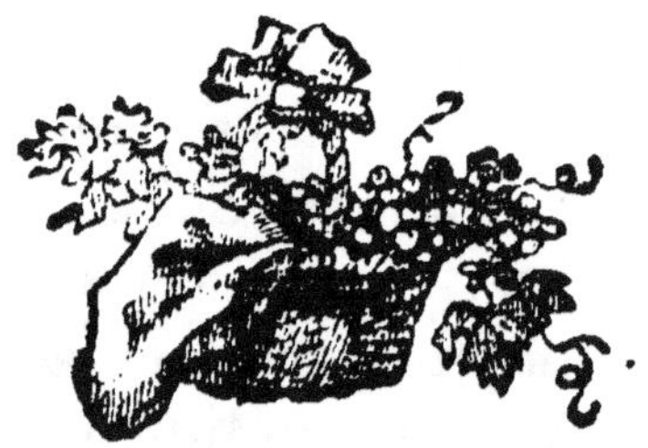

CHAPITRE III.

De l'Influence du Mariage sur la Santé.

L'abstinence ou l'excès ne fit jamais d'heureux (a).

J'AI parlé des plaisirs qui accompagnent l'union conjugale considérée comme un lien qui unit les cœurs ; je doit traiter dans ce Chapitre de l'utilité & des incommodités qui résultent de l'union des sexes.

ON a vu à l'article des tempéramens, qu'il est des hommes auxquels la jouissance est un besoin, & d'autres que leur constitution froide ne porte que très-peu vers l'amour : de ces différences naît nécessairement la mesure où chaque individu doit prendre celle de ses forces, pour ne pas outrer la Nature par des excès qu'elle n'avoue jamais.

____

(a) VOLTAIRE.

LE plaifir, lorfqu'on en ufe avec modération, eft fans contredit une caufe qui concourt à entretenir la fanté : une furabondance de liqueur prolifique dans un homme vigoureux & à la force de l'âge, trouble les fonctions & affecte même l'efprit, fi cet homme s'obftine à vivre dans le célibat. Ceux qui ont nié que cette furabondance pût jamais nuire, n'ont guères porté leur attention fur un objet auffi intéreffant.

GALIEN regarde la rétention de la femence comme capable de produire des accidens très-graves. Ce Médecin célèbre nous a confervé l'hiftoire d'un homme & d'une femme que l'excès de cette humeur rendoit malades, & qui furent guéris en renonçant à la continence qu'ils s'étoient impofé. Les obfervations que j'ai rapportées à la fuite des tempéramens, prouvent qu'il y a peu de praticiens qui n'aient apperçu cette influence de la liqueur féminale fur certaines perfonnes.

ZACUTUS parle de deux hommes auxquels la fuppreffion des plaifirs de l'amour fut fuivie d'accidens funeftes. L'un fut attaqué d'une tumeur à l'om-

bilie, qu'aucun remède ne put dimi-
nuer, & que le mariage diffipa : l'autre
eut recours à des Médecins qui n'exa-
minèrent pas fon état avec affez d'attention ; il eut des vertiges, bientôt
après des attaques d'épilepfie, & il mourut dans un violent accès : à l'ouverture du cadavre, on trouva la caufe de
la maladie dans les véficules féminales & le canal déférent.

M. Tiffot rapporte qu'un Médecin
refpectable par fon favoir & par fon
âge, qui avoit fuivi long-temps les ar-
mées Autrichiennes en Italie, y avoit
remarqué que ceux des foldats Alle-
mands qui n'étoient point mariés, &
qui vivoient fagement, étoient fouvent attaqués d'accès d'épilepfie & de
priapifme [a].

LANZONI a laiffé deux obfervations
qui prouvent l'efficacité du mariage
dans certaines maladies. La première
concerne un jeune homme attaqué
d'une fiévre quarte, rebelle à toutes les
reffources de l'art, & qui fut guéri par
la complaifance d'une femme qui s'in-
téreffoit à fon fort. La feconde obfer-

(a) Voyez l'*Onanifme*, art. IV. fect. XI.

vation a pour sujet, une jeune veuve d'un tempérament ardent qui, attaquée d'épilepsie, trouva sa guérison dans les bras d'un second mari vigoureux (*a*).

IL faut se rappeller ce que j'ai dit ailleurs en parlant du traité de la *Nymphomanie*. On a dû y voir que le remède le plus efficace contre les accidens produits par cette cruelle maladie, c'est le mariage ; les observations données par l'Auteur le démontrent d'une manière incontestable (*b*).

LES Anatomistes viennent à l'appui de ce que l'on avance ; Riolan disséqua une fille âgée de trente ans, & par l'inspection des ovaires, il ne balance en aucune façon pour assurer que la mort de cette fille étoit une suite funeste du célibat dans lequel elle avoit vécu. M. le Duc, fit la même observation à l'Hôpital de la Salpétrière à Paris (*c*) ; & il est sûr qu'il est

[a) Voyez les *Anecdotes de Médec.* CCXXVI.

(b) Voyez, pag. 75, 120, 149 & 150, de l'édition in-octavo.

(c) *Tableau de l'Amour Conjugal*, troisième partie, chap. II. Voyez aussi Ambroise Paré, *de la Génération*, chap. LII, ---- LVII.

peu de Praticiens qui ne puiffent fournir une obfervation à ce fujet, fur-
tout parmi ceux qui fuivent les maladies ordinaires dans les grandes maifons, où font raffemblés des individus
des deux fexes, qui vivent célibataires.

CES obfervations fuffifent pour démontrer qu'il y a des circonftances où
le mariage eft indiqué comme le moyen
le plus efficace d'obtenir la guérifon de
plufieurs maladies. Celles mêmes qui
font attachées à la conftitution domi-
nante de chaque individu, difparoiffent
à la vue de l'Amour. Les hommes du
tempérament bilieux font fujets à plufieurs indifpofitions s'ils fe privent des
plaifirs du mariage ; ils entretiennent
la gaieté chez les hommes fanguins ; ils
la font naître chez les mélancoliques,
& échauffent doucement les pituiteux.
Il n'y a perfonne qui n'ait remarqué que
l'engourdiffement, la pefanteur, les
laffitudes produites par l'oifiveté, les
fonges fatigans, l'infomnie, & d'autres
indifpofitions, font prévenues par l'u-
fage modéré des plaifirs, ou fe calment
dès que ceux-ci font amenés par la
prudence.

IL feroit difficile de donner une preuve plus fenfible de l'influence du mariage fur la fanté, qu'en faifant appercevoir les effets qu'il opère fur les filles attaquées des *pâles couleurs*. Sans vouloir attribuer toujours cette indifpofition à l'amour, puifque très-fouvent elle a d'autres caufes, il eft certain que les plaifirs du mariage concourent puiffamment à rétablir la fanté des perfonnes attaquées de cette maladie. Voyez cette jeune fille dont le vifage pâle ou jaune annonce le mal qui la tourmente; fon corps eft lourd, fa tête douloureufe; fa refpiration interrompue à chaque inftant, lui permet à peine d'articuler quelques mots qu'elle prononce d'une voix foible, chancelante, & entrecoupée; elle defire des alimens qui lui font contraires, & refufe ceux qu'exige fon état; fes yeux ternes, fes regards fombres & languiffans, excitent la compaffion de ceux qui la voient; elle femble ne plus tenir au monde, & tout dans la Nature eft indifférent à fes yeux, fi l'on en excepte l'amant pour lequel fon cœur conferve encore quelqu'activité. Que l'hymen adouciffe fon fort, tout change ; c'eft un rayon du foleil diffipant les nuages qui obfcurciffent le ciel ; les lis, les rofes s'empreffent d'éclorre fur le vifage de la jeune femme, & ils marquent fa joie.

AUTANT le phyfique de l'Amour, lorfque l'on en ufe avec modération, répand des influences falutaires fur la fanté, autant fon ufage exceffif nous plonge dans des accidens funeftes. Forcer le plaifir, c'eft empoifonner une liqueur agréable & bienfaifante : épuifer fes forces par des jouiffances trop répétées, c'eft fe creufer un précipice dont on ne s'appercevra que lorfque l'on y fera tombé.

L'IMPORTANCE de la liqueur féminale pour entretenir une fanté vigoureufe, annonce qu'il eft toujours néceffaire qu'une partie de cette liqueur précieufe foit repompée dans la maffe du fans après qu'elle a atteint toute fa perfection : rien ne peut la remplacer en nous, puifque les Médecins de tous les fiécles ont cru unanimement, que la perte d'une once de cette humeur affoibliffoit plus que celle de quarante onces de fang. Il faut néceffairement admettre la femence, tant qu'elle eft dans le corps, comme un agent qui communique de la force à toutes les parties, & leur donne une nouvelle vigueur. Les changemens qui s'opèrent en nous à l'âge de puberté, & qu'on ne remarque pas dans les Eunuques, en font une preuve inconteftable.

TROP de diffipation de la liqueur féminale, n'eft pas feulement ce qui peut nuire à la fanté, dans l'ufage du phyfique de l'amour; la manière dont nous nous préfentons pour y facrifier, y contribue quelquefois, ainfi que je l'ai dit au chapitre de la *Stérilité*; à quoi il faut ajouter des agitations violentes dans une action qui n'en exige pas, lorfque c'eft la Nature qui la prefcrit.

EN confidérant l'émiffion trop fréquente de la liqueur prolifique comme la feule caufe des maladies qui fuivent des actes fouvent répétés, (& cette caufe fuffit bien elle feule pour les occafioner,) nous verrons dans tous les Praticiens anciens & modernes, des obfervations frappantes, capables d'épouvanter les hommes téméraires qui facrifient leur fanté aux plaifirs.

HIPPOCRATE, le plus ancien & le plus exact des observateurs, a bien connu les maux produits par l'abus des plaisirs de l'amour. Il les décrit sous le nom de *consomption dorsale.* Cette maladie, dit-il, naît de la moëlle de l'épine du dos. Elle attaque les jeunes mariés ou les *libidineux.* Ils n'ont pas de fièvre, & quoiqu'ils mangent bien, ils maigrissent & se consument. Ils croient sentir des fourmis qui descendent de la tête le long de l'épine. Toutes les fois qu'ils vont à la selle, ou qu'ils urinent, ils perdent abondamment une liqueur séminale très-limpide.

ILS sont inhabiles à la génération, & ils sont souvent occupés de l'acte vénérien dans leurs songes. Les promenades, sur-tout dans les routes pénibles, les essoufflent, les affoiblissent, leur procurent des pesanteurs de tête & des bruits d'oreilles ; enfin une fièvre aiguë termine leurs jours (a).

____

(a) *Lib. II. de Morbis.* Au VI.e livre des Epidémies, (*sect.* 8.) Hipppocrate parle encore de la consomption dorsale, sous 'a dénomination de *tabes dorsalis :* on y trouve l'observation frappante d'un jeune homme, qui fut attaqué de cette maladie à vingt-cinq ans & qui en mourut.

ARÉTÉE décrit ainsi les maux produits par une trop abondante évacuation de semence. Les jeunes gens, dit-il, prennent l'air & les infirmités des **vieillards** ; ils deviennent pâles, efféminés, engourdis, paresseux, lâches, stupides & même imbécilles ; leur corps se courbe, leurs jambes ne peuvent plus les porter, ils ont un dégoût général, ils sont inhabiles à tout ; plusieurs tombent dans la paralysie.

LOMMIUS, dans son Traité des maladies, décrit avec force la consomption qui se manifeste à la suite des épuisemens vénériens. Je l'ai remarqué plus d'une fois, dit ce Médecin, dans l'exercice de ma profession. Ces sortes de malades, quoiqu'ils soient sans fièvre & sans dégoût, ne tirent aucune nourriture des alimens qu'ils prennent.....
plus le mal s'invétère, plus le malade est travaillé ; les jambes lui enflent...
il vient à quelques-uns des ulcères aux lombes, qui se reproduisent ailleurs tandis qu'ils guérissent en un endroit...
il arrive enfin une *suffusion* qui les rend entièrement aveugles. On observe que cette maladie cesse quelquefois & revient dans la suite ; ce que j'ai vu ar-

river , continue Lommius, au bout de
fept années à un Médecin .... qui en
avoit perdu la vue , & qui éprouva fur
lui-même le trifte événement de cette
maladie , qu'il avoit auparavant remarqué dans plufieurs autres [a].

LES fymptòmes qui accompagnent
les maladies caufées par des épuifemens extraordinaires , ne font pas toujours aufli funeftes ; il n'en eft pas
moins vrai que la jouiffance trop répé-
tée nous mine infenfiblement ; & que
nous appercevons le mal lorfqu'il n'eft
plus temps d'y remédier. Il corrempt
notre efprit, abat notre courage , &
empêche l'élévation de notre ame. On
ne fait pas affez d'attention aux fuites
malheureufes des paffions effrénées ,
parce qu'il eft des perfonnes qui n'en
reffentent les effets que tres-tard ; je
veux dire dans l'âge où ces perfonnes

(a) *Tableau des maladies* , &c. art. XXIX, *la
Phthifie dorfale*. On peut ajouter aux auteurs que
l'on vient de citer, les tableaux effrayans que l'on
trouve dans Celfe, Galien, Aëtius, Tullius, Hoffman, Boerhaave, M. Van Swieten,&c. Voyez *l'Onanifme*, dans lequel M. Tiffot a joint fes obfervations
particulières à celles des hommes célèbres que je
viens de nommer : art. I. fect. IV , V ; art. II. fect.
V. VIII ; art. III. fect. X , de la troifième édition ,
Laufanne 1764.

commencent en quelque forte à quitter
la fociété par l'impuiffance d'y être
quelque chofe. On n'a plus alors les
yeux fur elles ; retirées dans le fein de
leur famille, fi elles ont le bonheur d'a-
voir encore ce fecours, elles fouffrent
des maux cruels ignorés du refte des
hommes ; elles paient le tribut que la
Nature a impofé fur la débauche. . . .
Que n'exifte-t-il un tribunal, où chaque Médecin puiffe aller dire publiquement : *le malade qui vient de mourir a abrégé fes jours en les diffipant
par des excès !* Au moins les hommes
qui ignorent ce que ces excès peuvent
occafioner en feroient inftruits ; & ceux
qui le font, fans en profiter, feroient
effrayés par le nombre des victimes qui
tombent fous le fer du libertinage.

La Médecin qui fait obferver, a tous
les jours occafion de reconnoître cette
influence fatale des excès fur la vie. Il
n'a pas même befoin d'être appellé
pour pénétrer les caufes qui d'un homme vigoureux en ont fait un homme
foible, & qui ne refte au monde que
parce que le mal n'a pas encore agi
avec toute fon activité. Je vois une
perfonne qui peu à peu perd fon embonpoint,

bonpoint ; sa tête n'est plus garnie de cheveux comme auparavant ; ses yeux sont ternis, livides, tristes, enfoncés ; elle ne discerne les objets qu'à une petite distance ; les joues sont décolorées, pendantes ; les narines desséchées, le front aride & calleux ; la respiration est difficile ; tout le corps perd sa rectitude........ Je vois avec douleur que cette personne ne sent pas son mal ; qu'elle continue à se livrer avec effort aux plaisirs, & qu'elle ne s'appercevra du danger que lorsque le cerveau, l'estomac, la poitrine, tous les viscères enfin, refuseront de se prêter aux fonctions pour lesquelles ils sont destinés. Ah ! que le mal que produit l'amour, dit Venette, est trompeur, jusqu'au moment où il est le plus redoutable !

IL est des circonstances où le plaisir, même pris modérément, peut occasioner la mort. Il est certain que dans la maladie il faut s'en priver absolument ; & il n'est pas moins certain qu'il est devenu mortel pour quelques personnes qui n'avoient pas entièrement recouvré leurs forces avant que de s'y être livrées. Pline nous apprend que le Préteur Cornelius Gallus, & Titus Aetherius, hommes d'armes Romains, trouvèrent la mort dans l'inftant que l'amour marquoit le plaifir (*a*). Tabourot nous a confervé dans fes *Bigarrures* plufieurs épitaphes de perfonnes qui avoient perdu la vie en goûtant la volupté (*b*). On en voit auffi quelques exemples dans Montaigne (*c*). Il feroit difficile d'expliquer ce qui a pu caufer ces accidens à des perfonnes qui d'ailleurs jouiffoient d'une bonne fanté ; il faut croire que l'amour violent, la *contention* de l'ame a fuffi pour arrêter fubitement le cours des efprits dans des perfonnes trop paf-

(*a*) Le même eft advenu, dit encore Pline, de notre temps à deux hommes Romains, qui moururent tous deux, ayant affaire à un pantomime. ... lequel étoit fort beau jeune homme. Liv. VII. chap. 53.

[*b*] *Cy gift le Seigneur de Manas,*
Lequel de fa propre allumelle
Se tua prenant fes ébats
Sur..... &c.
Voyez les *Bigarrures & touches du Seigneur des Accords*, Chap. XXII. On y trouve des Epitaphes Latines, Françoifes & Italiennes fur le même fujet.

(*c*) Liv. I. chap. XIX.

t fionnées [a]. Ce qui doit nous tranquillifer, eſt la rareté de ces exemples
terribles.

GALIEN rapporte, qu'un homme
qui n'étoit pas tout à fait guéri d'une
violente maladie, mourut la même
nuit qu'il paya le tribut conjugal à ſa
femme. M. Van-Swieten a connu un
épileptique, qui fut attaqué de l'accès
la nuit de ſes noces. Hoffman parle
d'une femme très-lubrique, qui étoit
attaquée du même mal après chaque
conjonction. Boerhaave a connu un
homme qui mourut dans la première
jouiſſance. M. de Sauvages a donné
l'obſervation ſingulière d'un autre qui
au milieu de l'acte éprouvoit, (& le
mal a durée douze ans,) un ſpaſme
qui lui roidiſſoit tout le corps, avec
perte de ſentiment & de connoiſſance.
Bartholin vit un nouveau marié attaqué le lendemain de ſes noces, après
des excès conjugaux, d'une fièvre aiguë avec un grand abattement, des

____

(a) Toutes les paſſions en général peuvent cauſer
une mort ſubite ; & les Auteurs de tous les ſiécles
nous en ont tranſmis des exemples ; ainſi l'amour
peut produire le même effet que la joie, la triſteſſe,
la colère, la haine.

K ij

défaillances, des soulevemens d'estomac, une soif immodérée, des rêve-
ries, l'insomnie & beaucoup d'inquié-
tudes. Chesnau vit deux jeunes mariés
qui essuyèrent, la première semaine
de leurs noces, des accidens qui les
conduisirent au tombeau en peu de
jours (a).

Un homme mélancolique épousa
une jeune veuve dans les chaleurs de
l'été ; il voulut se signaler avec sa nouvelle épouse ; il tomba dans une mai-
greur extraordinaire, & quelque temps
après il devint maniaque (b). Fabrice
Hilden nous a conservé l'histoire mal-
heureuse d'un jeune homme à qui on
avoit coupé la main, & qui, lorsque
sa guérison avançoit, voulut satisfaire
des desirs, auxquels sa femme, avertie
par le Chirurgien, se défendit de répondre : ce jeune homme se procura
sans la participation de sa femme une
émission de semence, qui fut immédiatement suivie d'accidens violens,
dont il mourut au bout de quatre
jours (c).

____

(a) Voyez l'*Onanisme*, art. I. première & IV. Sect.
(b) Voyez le *Tableau de l'Amour Conjugal*, troisième partie, chap. I.
(c) *L'Onanisme*, art. IV. sect. XI.

J'AI vu un homme, qui après s'être
fait faigner pour une contufion, ayant
éprouvé à fa femme qu'il n'avoit point
perdu toutes fes forces, excita une hémorragie confidérable par l'ouverture
de la faignée ; il fut obligé de s'abftenir
affez long-temps du coït, parce qu'il
fe fentoit attaqué d'éblouiffemens, de
vertiges, lorfqu'il vouloit s'y effayer.

LES hommes fujets à des attaques
de goutte, ne peuvent trop s'attacher
à domter l'ardeur qui les porte vers
l'acte vénérien, puifque l'expérience
démontre tous les jours que les excès
dans ce genre font naître l'affection
goutteufe. C'eft ainfi que s'exprime M.
Cofte dans le traité intéreffant qu'il a
donné fur cette maladie. Il eft prouvé
que les effufions trop fréquentes de
femence, auxquels fe livrent les hommes, après les avoir affoiblis, leur
ôtent de très-bonne heure la force des
jambes...... ils ne font plus capables de
marcher, ni de fe tenir debout, fans
éprouver des laffitudes infupportables ;
ils perdent la faculté d'engendrer,
parce que les mufcles ne peuvent plus
fe contracter, & parce que leur fe-

mence a trop dégénéré ; ils font fujets à frifonner, fur-tout après l'acte vénérien ; ils perdent l'eftomac, l'appétit, & leur fang eft tellement appauvri, qu'ils tombent aifément dans les maladies putrides & fcorbutiques : la goutte dont ils font attaqués, leur fait naître très-vîte la pierre dans les reins & dans la veffie...... Ce font ces gens-là qui font fujets à cette efpèce de goutte, qu'on nomme remontée, qui fe jette fi facilement fur les vifcères, & qui tue le malade en trois fois vingt-quatre heures [a].

Il n'y a pas de moyen plus fûr, ni plus prompt, pour acquérir la goutte, que de fe livrer trop au plaifir vénérien.... C'eft la volupté la plus piquante, la plus agréable, & la plus univerfellement recherchée dans les quatre parties du monde. Depuis l'Hottentot jufqu'au Lapon, & depuis l'Efpagnol jufqu'au Tartare, toute homme affecte & recherche cette volupté..... & l'on a toujours payé très-chérement les

---

(a) *Traité-pratique de la Goutte*, par M. Cofte, Confeiller, Docteur en Médecine, &c, troifieme édition, Paris 1769, chap. IV.

excès qu'on y a faits ; la goutte en est
très-souvent le prix..... Les praticiens
ont toujours trouvé, que sur cent
goutteux, il y en avoit quatre-vingt-
dix qui ne l'avoient acquise que par
l'abus de Vénus ; & ce sont ceux - là
qui ont fait penser que la goutte étoit
incurable, [dit encore M. Coste,]
parce qu'un corps énervé est tout à
fait sans ressource ; ils en périssent
presque tous.... On trouve en Turquie
quantité de vrais musulmans attaqués
de la plus mauvaise sorte de goutte ; ils
n'ont jamais bu de vin, mais ils se sont
épuisés dans leurs serrails *(a)*.

Le plaisir de Vénus est difficile à
quitter quand on est jeune : il faut cependant que la prudence le guide par-
tout ; rien n'est plus prompt à faire
renaître la goutte avec toute sa violence, que les écarts de ce genre ; il
ne faut s'y livrer, qu'autant ou peut-
être moins encore que le devoir du
mariage ne le demande ; assez pour
se donner des héritiers, & jamais assez
pour satisfaire la passion de l'un des
deux époux *[b]*.

(a) Idem. chap. VII.
[b] Idem, chap. XXII.

VENETTE ne fait aucune difficulté de dire, que la goutte, souvent engendrée par les caresses des femmes, en est quelquefois guérie ; ..... qu'il s'est vu des goutteux qui ont été soulagés lorsqu'ils ont usés avec modération du physique de l'amour (*a*).

L'AUTEUR du Traité de la goutte est d'un avis très-éloigné de celui de Venette, lorsqu'il dit ; les goutteux peuvent choisir entre laisser leurs femmes tranquilles , & guérir de la goutte: ou bien continuer de les caresser & rendre leur mal totalement incurable...... Chaque fois qu'un goutteux voit une femme, s'il est jeune, il ajoute une nouvelle racine à sa maladie ; & s'il est vieux , il creuse un pied quarré de sa fosse [*b*].

LES hommes font facilement induits en erreur, & la croyance dans laquelle font quelques personnes que l'acte vénérien

---

(a) *Tableau de l'Amour conjugal*, troisième partie , chap. II.

(b) *Traité-pratique de la Goutte* ; voyez *l'Appendice* ; & parmi les Observations, la huitième, la dixième, & la quatorzième.

» nérien foulage les goutteux & plufieurs
» autres malades, en feroit une preuve,
» s'il en étoit néceffaire pour démontrer
» quel accueil on fait aux préjugés lorf-
» qu'ils flattent nos paffions.

IL eft certaines maladies qui paroiffent favorables à l'action des parties
qui coopèrent à la génération : on met
dans cette claffe l'ivreffe que produifent
les fubftances que l'on prétend aphrodifiaques, & nous avons dit ailleurs ce
qu'il en falloit croire (*a*). Nous nous
contenterons de rappeller ici que ces
fubftances, ou excitent le délire, &
dans ce cas un homme que fon tempérament porte à l'amour y fera excité;
ou elles agiffent en irritant la veffie,
& alors les parties qui avoifinent celle-
ci s'enflammeront, fans que pour cela
un homme réuniffe les conditions abfolument néceffaires pour la confommation de l'acte. C'eft ainfi qu'agiffent
les cantharides [*b*], & que certains animaux vénimeux ayant bleffé un homme, le venin fe porte avec rapidité aux

____

(*a*) Tome premier de cet Ouvrage, chap. IV.
(b) *Idem, ibidem.*

parties naturelles, & y cauſe des accidens que l'on s'obſtine à vouloir regarder comme les ſignes d'une *puiſſance*
extraordinaire (*a*).

LE venin de la rage lorſqu'il a commencé à faire des progrès, agit également ſur les parties naturelles, ſoit que
ſe mêlant avec la liqueur ſéminale, il
la rende plus âcre, plus piquante, &
que l'urine plus ardente irrite les véſicules ſéminales comme le prétendent
des médecins célèbres (*b*); ſoit que le
virus hydrophobique ne communique
point aux humeurs ſon caractère deſ-
tructif & qu'il n'agiſſe qu'en offenſant
les nerfs (*c*), il n'eſt pas moins vrai
que les hydrophobes ſont attaqués du
priapiſme [*d*].

[a] Voyez les *Recherches ſur les Américains* , pre-
miére partie.

(b) Voyez la *Diſſertation ſur la nature & la cauſe
de la Rage* , par M. de Sauvages, art. *Priapiſme des
hydrophobes. Mémoires ſur divers ſujets de Médecine* ,
par M. le Camus, &c.

(c) Voyez les *Eſſais anti-hydrophobiques* , par M.
Boudot en 1770, in-quarto, pag. 14 & ſuivantes.

(d) Boerhaave, *Aphoriſmes* ; Col de Villars,
cours de Chirurg. M. de Sauvages, *diſſertation ſur la
rage* ; M. Boudot, *eſſais anti-hydrop.* Bonét. *ſepul-
chret.* &c.

LA lépre , ce fléau qui a tant exercé
fes ravages en Europe , & que l'on a
exporté en Amérique , étoit regardée ,
& l'eft encore parmi les Américains,
comme une maladie capable d'augmenter les forces génératives des
hommes infectés de ladrerie. La lu-
bricité des lépreux étoit , dit-on , exceffive , & même plus dangereufe que
leur mal [a].

CEUX qui ont le malheur d'être
atteint de la goutte ne favent que trop
qu'une irritation violente fe fait quelquefois fentir aux parties de la génération , ou pour parler plus exactement
à la veffie & aux reins; foit que l'humeur goutteufe fe porte de préférence
à ces parties , foit qu'une pierre commence à fe former dans l'une ou dans
l'autre , ce qui eft affez ordinaire dans
la maladie dont il eft queftion (b).

QUI affurera que dans toutes les
maladies qui paroiffent affecter la peau,
& qui par conféquent doivent changer

(a) *Recherches fur les Américains* , quatrième part.
fect. première. *Voyage* d'Ulloa *au Pérou* , tom. prem.
Œuvres de Paré , chap. X. du vingtième livre.

(b) Voyez Paré , liv. XVIII. chap. XII.

beaucoup les loix de la tranſpiration, les hommes ne croient ſentir une nouvelle force pour l'acte vénérien, s'ils ne conſultent que l'organe extérieur qui en eſt le principal agent?

IL réſultera de ces différentes obſervations, que l'uſage des aphrodiſiaques, ainſi que je l'ai déjà dit, en irritant les parties de la génération, les offriront dans un appareil impoſant qui ſeul ne ſuffit pas pour conſommer l'acte. Que le venin de la rage produira le même effet, ainſi que l'humeur lépreuſe, la matière de la goutte, peut-être celle de la galle, &c. que la préſence d'une pierre dans la veſſie ſuffira pour faire croire à celui qui en eſt attaqué, qu'au milieu des douleurs les plus cuiſantes, l'acte de la génération ſoulageroit ſon mal. Il ſeroit abſurde d'inférer de-là que l'union des ſexes ſoit un moyen de guérir ces maladies.

CEUX qui par imprudence ou autrement, auroient fait uſage des prétendus aphrodiſiaques, ſe traiteroient mal, s'ils n'imaginoient d'autre moyen d'appaiſer les accidens qu'ils éprouvent que l'acte vénérien (*a*).

____

[a] Voyez le chap. IV. du tome premier, où ſe

MALGRÉ la fureur érotique que l'on suppose aux hydrophobes, une observation affligeante annonce que l'usage du coït a suffi pour causer la mort à un homme mordu depuis long-temps. En 1743, à Mauras, dans le pays de Vaud, un homme blessé deux ans & demi auparavant par un chien enragé, enragea la nuit de ses noces, & mordit sa femme au sein. Tous deux périrent bientôt après [a].

IL résultera encore de ces faits, que dans tous les temps, les hommes ont marché d'erreurs en erreurs; que rien ne leur a échappé lorsqu'il s'agissoit de relever leur amour propre humilié, & que leur orgueil a voulu tirer parti des moyens les plus absurdes pour ne point tomber dans l'avilissement & le mépris.... Les cerveaux dérangés qui ont fait usage des prétendus aphrodisiaques, en ont raconté des prodiges lorsque leur imprudence n'a point été suivie de la mort. Les goutteux, les hommes tra-

____

trouvent les remèdes contre les effets que produisent les cantharides & les autres poisons dont quelques personnes ont eu la témérité de faire usage.

[a] *Dissertation sur la rage*, par M. de Sauvages; *loco citato.*

vaillés de la pierre, les lépreux même
fe font annoncés comme ayant des facultés toujours enviées par les autres
individus........ N'eft-il pas fingulier,
qu'un homme perclus, & qui doit fes
infirmités à la débauche, dont les organes flétris n'éprouvent que le fentiment aigu de la douleur, paffe encore
pour capable de favourer la volupté ?

UNE obfervation que tout le monde
peut faire, c'eft que les hommes qui,
après avoir été tranquilles fur le phyfique de l'amour, fe marient & fe livrent
avec toute l'ardeur du tempérament aux
amorces de la volupté, effuient prefque toujours quelques maladies graves.
Il y a même certains pays où les accidens qui furviennent aux jeunes mariés, fe reffemblent par l'analogie qui
exifte entre la conftitution de chaque
individu. J'ai vu un canton où une
partie des hommes qui s'y marient pour
la première fois, perdent leurs cheveux
peu de temps après leur mariage. Bayle
a remarqué qu'en Hollande, la voix
des Miniftres Proteftans s'altéroit à un
certain point dès qu'ils étoient mariés.

CES obfervations confirment ce que
j'ai dit de l'influence de l'air & des

eaux dans certains pays , en parlant de la *Stérilité.* M. Pibrac a lu , dans une séance publique de l'Académie Royale de Chirurgie en 1760, un mémoire qui fait connoître la possibilité d'un travail suivi , dans lequel on établiroit les règles de salubrité ou d'insalubrité , tant absolue que relative, même dans les différens quartiers d'une ville. Ce Chirurgien célèbre croit même que chaque rue a son climat particulier , par rapport à l'aspect du soleil , à l'influence des vents ; & qu'une habitation salutaire à une personne, devient très-nuisible à une autre. Chargé de visiter , en 1743 , trente-six mille hommes qui se sont présentés pour tirer à la milice de la ville de Paris , il a profité de cette occasion unique, qui lui montroit à la fois une très-grande quantité de personnes robustes de chaque quartier de Paris ; il voyoit en même-temps dans le détail ceux que leurs infirmités dispensoient de tirer au sort. Il a remarqué que les hommes étoient plus forts & plus vigoureux dans les Faubourgs de S. *Martin* & de S. *Denis* ; plus foibles dans la *Cité* ; que les poitrinaires étoient plus nombreux dans le quartier *St. Honoré* ; que les maladies de la peau étoient fréquentes dans le quartier de *St. Benoît* ; qu'on étoit plus ſujet à la pierre dans le quartier de *St. Antoine*, & à la cataracte dans le bas du Faubourg *St. Germain*, vers la rivière, &c. &c. Qu'il ſeroit à ſouhaiter que le travail de M. Pibrac fût continué, & qu'on en dirigeât les obſervations ſur ce qui eſt relatif à la multiplication de l'eſpèce humaine !

L'INFLUENCE du phyſique de l'amour paroît produire moins de ravage chez les femmes que chez les hommes ; & il eſt facile d'en rendre raiſon, (ſi l'on admet chez elle une liqueur ſéminale,) en diſant que la liqueur qu'elles répandent eſt moins précieuſe, moins travaillée que celle des hommes. D'ailleurs, une partie des femmes étant difficiles à *émouvoir*, & une autre partie d'une conſtitution abſolument inhabile, je ne dis pas à la génération, mais au plaiſir, les excès n'en ſont pas pour elles..... On ne s'incommode pas à table lorſque l'on n'y eſt que par bienſéance, &

que les vins les plus exquis ne peuvent
exciter à s'y livrer [a].

LA jouiſſance a rarement des ſuites
dangereuſes chez les femmes que la
Nature a favoriſé d'un tempérament
ardent pour les dédommager du peu
d'eſprit qu'elles ont : on peut dire que
chez ces perſonnes le plaiſir tient ſtric-
tement à la matière ; auſſi n'influe-t-il
que ſur le corps. Ces femmes ſont la
portion des citoyens la plus utile à
l'état, puiſque les enfans qu'elles lui
donnent ſont les plus vigoureux, tandis que ceux qui doivent leur naiſſance
à une femme qui joint à un tempérament lubrique l'art d'analyſer le plaiſir, l'art de *raiſonner* la volupté, ſont
preſque tous des individus chétifs. La
jouiſſance des perſonnes chez leſquelles
l'imagination ſupplée à la force cor-

(a) Les filles, que l'indigence ou le libertinage
jettent dans l'état malheureux de Courtiſannes, ſeroient bientôt victimes des fatigues attachées à leur
ſort, ſi lors même que des circonſtances leur préſentent le plaiſir, elles ne l'éloignoient : celles qui s'y
livrent ſont ſouvent attaquées des maladies qui ſui-
vent l'épuiſement. M. Tiſſot dit qu'en 1746, une fille
âgée de 23 ans, défia ſix Dragons Eſpagnols, & ſou-
tint leurs aſſauts pendant toute une nuit ; elle expira
le ſoir. Cette ſcène affreuſe ſe paſſa à Montpellier.
Voyez l'*Onaniſme*, art. II. Sect. VII.

porelle, dégénère en maladie à mesure qu'elles vieilliſſent ; leurs ſenſations ſont alors des plus vives, les nerfs en ſont très-affectés, & on a vu des femmes qui, après avoir paſſé une partie de leur vie dans les plaiſirs *ſentimentés*, éprouvoient des convulſions violentes, lorſque dans l'âge, où les organes de la volupté ſe refuſent aux deſirs, elles vouloient encore appeller la jouiſſance.

IL eſt des femmes pour qui le plaiſir eſt dangereux, non par lui-même, mais par les diſpoſitions qui y conduiſent. Un homme caractériſé tel à un degré exceſſif, rend ſes plaiſirs funeſtes à celle qui les partage. Ceux qui, moins favoriſés du côté du corps, croient ſuppléer à ce qui leur manque, en multipliant des efforts ſouvent inutiles, s'expoſent à voir un jour des maladies lentes attaquer la femme peu robuſte qui a partagé leurs tranſports. Ces maladies ſont ſouvent incurables, parce qu'elles ont leur ſiége dans des parties que la Nature a caché à nos yeux, & que preſque toujours on ne les attribue pas à la cauſe qui les produit (a). *Les plai-*

____

(a) Il eſt peu d'hommes que la Nature ait mis en état

lrs mêmes que les hommes ont à l'accoin-
tance de leurs femmes font réprouvés,
& la modération n'y eft obfervée.........
les enchérimens deshontés, que la chaleur première nous fuggère en ce jeu,
font non indécemment feulement, mais
dommageablement employés envers nos
femmes [a].

UNE reine d'Aragon fut obligée de
rendre un arrêt contre un Catalan, dont
la femme fe plaignoit de l'exceffive
rigueur. Cet homme convint que chaque nuit étoit marquée par dix triom-
phes; fur quoi la Reine après mûre
délibération de confeil, défendit à ce
héros, fur peine de la vie, d'approcher fa femme plus de fix fois chaque

---

de bleffer la matrice dans les careffes de l'amour,
mais il en eft qui, par leur mal adreffe ou leur brutalité, peuvent occafioner des hémorragies confidérables; ces accidens font plus fréquens pendant la
groffeffe, & c'eft auffi le temps où les hommes doivent apporter plus de précautions dans leurs embraffemens. J'ai parlé au chapitre de la *Stérilité*, des
attitudes forcées d'où peuvent réfulter des inconvéniens confidérables, & c'eft encore de-là que pro-
viennent plufieurs maladies auxquelles on ne fait attention que lorfqu'elles ont fait affez de progrès pour
réfifter aux remèdes. *L'Hiftoire des maladies des per-*
fonnes mariées, eft un livre devenu plus néceffaire
que jamais, & qui jufqu'à préfent n'a encore occupé
perfonne que je fache.

(a) Montaigne, l. v. p. em chap. XXIX.

jour. *Elle ordonna*, dit Montaigne, *ce nombre*, *pour bornes légitimes & néceffaires : relafchant & quittant beaucoup du befoing & du defir de fon fexe, pour eftablir*, difoit-elle, *une forme ayfée*, *& par conféquent permanente & immuable*..... *En quoi s'écrient les Docteurs*, *quel doit être l'appétit & la concupifcence féminine*, *puifque leur raifon*, *leur réformation & leur vertu*, *fe taille à ce prix* (a).

Ce fait rare eft encore moins merveilleux que l'obfervation récente confignée dans le Journal de Médecine. Elle a pour fujet un vieillard âgé de quatre-vingt-feize ans, « qui ayant
» époufé une femme qui n'en a que
» quatre-vingt-treize, remplit trois
» fois par nuit les devoirs du mariage
» aussi vigoureufement que le pourroit faire l'homme le plus robufte.
» Je fuis fûr, (dit M. Behr, auteur de
» cette obfervation,) autant qu'on peut
» l'être, de la vérité de ce fait. Ce

(a) Livre III. chap. V. Venette, & après lui l'Auteur des *Anecdotes de Médecine*, difent que c'eft le Roi d'Aragon qui porta cet arrêt; mais il y a tout lieu de donner plus de croyance au récit de Montaigne, par les circonftances qu'il donne de cette caufe fingulière.

» qui me surprend le plus, (continue-
» t-il,) c'est que depuis trois ans que
» cet exercice dure presque toutes les
» nuits, ce vieux athlète n'a éprouvé
» aucune altération sensible dans sa
» santé (*a*).

Ces observations sembleroient devoir me conduire à examiner combien
de fois un homme peut goûter durant
une nuit, les douceurs physiques de
l'Amour : c'est un objet que Venette a
traité trop prolixement pour que je
veuille suivre ses traces ; je considere
le plaisir relativement au bien ou au
mal qui peuvent en résulter, & non
pas comme un acte que la débauche
essaie de multiplier, & que l'orgueil
augmente encore, lorsque les hommes
veulent en imposer par leurs prétendus
exploits.

Doit-on avoir quelque confiance
dans les jeunes gens que la vanité fait
parler ? Non certainement, ou il faut
se préparer à croire des prodiges. Il en
est quelques-uns qui parlent de bonne
foi, & qui s'imaginent avoir goûté les

____

(*a*) *Journal de Médecine*, Avril 1757.

délices de l'amour à un degré qui ne s'accorde guère avec la délicatesse de leur constitution. Ceux-ci ont été trompés facilement par l'art séducteur des femmes qui *vendent* le plaisir : après les premières approches, un homme neuf en amour, & qui brûle du désir de rappeller des sensations aussi voluptueuses, est souvent la dupe du manége amoureux, & des ruses usitées parmi les Courtisannes. Il ne peut croire que les soupirs, les extases *commandés* ne soient un effet sensible du plaisir qu'il procure ; il redouble ses efforts pour le partager, mais l'illusion remplace la réalité; il croit devoir à l'amour les délices qu'on lui persuade qu'il a goûté, tandis qu'ils ne sont que l'effet d'un art séducteur & stérile où tout est prestige & fausseté.......... Combien d'hommes croient avoir eu les dernières faveurs de telle femme à la mode, & qui néanmoins se trompent !

PARMI les hommes que la vanité fait parler, on peut placer l'Empereur Proculus, lorsqu'en écrivant à son ami Métianus, il veut lui persuader qu'ayant pris en guerre cent filles Sarmates, il les avoit toutes métamorphofées en femmes en moins de quinze jours. Il faut obferver, pour augmenter la gloire de l'Empereur, que ces filles étoient vierges lorfqu'elles lui font tombées entre les mains (*a*). Crucius nous a laiffé l'hiftoire d'un ferviteur qui, pendant une nuit, coucha non-feulement avec dix fervantes, mais les rendit toutes fécondes. Il ne faut pas oublier l'aventure d'Hercule, qui ayant couché pendant douze ou quatorze heures avec cinquante filles Athéniennes, leur fit à chacune un garçon, qu'on appella enfuite les *Thefpiades* (*b*).

VENETTE, en calculant en général la force des hommes, borne leurs exploits au nombre de cinq pour une nuit, & c'eft bien affez; c'eft trop même pour tous les hommes, & je ne confeillerois pas à plufieurs de vouloir fe régler fur ce tarif. Lorfque j'ai parlé des tempéramens, on a vu à peu près la vigueur que l'on doit accorder à

---

[a] PROCULUS METIANO *S. P. D. Centum ex Sarmatiâ Virgines cœpi ; ex his, unâ noƈe decem inivi ; omnes tamen, quòd in me erat, mulieres intra dies XV. reddidi.*

(b) *Tableau de l'Amour conjugal,* deuxième partie, chap. V. art. 2.

chaque conſtitution; il n'eſt pas impoſſible que l'homme du tempérament bilieux ne ſurpaſſe le nombre de cinq embraſſemens durant une nuit, & il l'eſt certainement à l'homme phlegmatique d'arriver juſques-là.

PLUSIEURS circonſtances doivent encore influer ſur nos plaiſirs, outre le tempérament; on montrera plus de vigueur avec une belle femme que l'on aimera, qu'avec une autre qui lui ſera inférieure en beauté. Un homme ſera davantage aiguillonné par le plaiſir, s'il embraſſe une femme que la Nature aura favoriſée de ces *riens* qui appellent, facilitent, retardent, accélèrent le moment de la jouiſſance. On a vu ailleurs, que les alimens, la ſaiſon, le climat, ſont encore des agents capables de multiplier en nous les ſources du plaiſir, & par conſéquent favoriſer l'acte qui l'appelle.

C'EST donc à tort que quelques Légiſlateurs ont voulu ſtatuer par des loix une action qui n'eſt ſoumiſe qu'à la Nature. Solon, cet oracle de la Grèce, la connoiſſoit-il bien, lorſqu'il preſcrivit à ſes concitoyens qu'il ne falloit approcher de leurs femmes que trois fois

par

par mois ? Les Rabins qui n'avoient
en vue que la confervation du peuple
Juif, taxoient le devoir qu'un payfan
devoit rendre à fa femme, à une nuit
par femaine ; celui d'un marchand ou
voiturier à une par mois ; celui d'un
matelot, à deux nuits par an ; & celui
d'un homme d'étude, à une nuit en
deux ans. On s'apperçoit qu'il y auroit
plufieurs réflexions à faire fur ce fujet,
fi ce tarif étoit fuivi à la rigueur ; mais
il s'en faut beaucoup que les hommes,
pour lefquels il fut fait, s'y foient exactement conformés : l'âge, le tempérament, le climat, parlent aux hommes
avec plus de force que toutes les loix
humaines.

L'INFLUENCE du mariage fur la
fanté doit dépendre encore de la qualité du plaifir, fi je peux m'exprimer
ainfi : le devoir conjugal fera moins
d'impreffion fur des époux tranquilles,
que fur ceux dont tous les fens parta-
gent la jouiffance. Les perfonnes lafci-
ves confervent encore dans leurs yeux
des étincelles du flambeau de l'Amour,
après qu'il a éclairé leurs plaifirs ; & on
trouve au contraire des époux dont les

jouïssances peu actives ne laissent sur eux
aucune impression, à l'aide desquelles
on puisse deviner leur bonheur.

ON observe aussi que les femmes
sont devinées plus aisément sur ce
qu'elles viennent de faire, que les hommes ; le plaisir dont elles jouissent seroit-il plus grand, puisqu'il laisse des
traces qui l'annoncent lors même qu'il
est passé ? Cette question agitée tant
de fois, & résolue d'une manière peu
uniforme, ne pourroit être décidée que
par un être qui eut pû réunir les avantages qui distinguent les sexes. L'anti-
quité nous donne le jugement de Tire-
sias, qui ayant été homme & femme,
prononça, en faveur de Jupiter contre
Junon, que les femmes prenoient en
amour plus de plaisir que les hommes.
Aux noms des intéressés dans cette dif-
pute, on s'appercevra qu'elle est tirée
de la fable ; ainsi le jugement de Ti-
resias est recusable. Si l'on s'en rapporte en particulier aux hommes & aux
femmes, ils trouveront que le sexe opposé à chacun d'eux est l'être privilégié
de la Nature, par la raison du proverbe,
que l'on trouve toujours la moisson de
son voisin plus belle que la sienne.

Rᴉᴇɴ de conſtant ſur cet objet : les Anatomiſtes démontrent que par la ſtructure des parties néceſſaires pour la génération, les hommes ſont favoriſés dans l'acte dont elle eſt le réſultat. En effet, ces longs vaiſſeaux repliés tant de fois ſur eux-mêmes, & que la liqueur ſéminale eſt obligé de parcourir pour chercher à s'échapper, préſentent des avantages qui ne ſe trouvent pas dans les femmes ; la qualité de cette humeur ſéminale, beaucoup plus ſpiritueuſe, doit affecter plus voluptueuſement ces mêmes vaiſſeaux qu'elle eſt obligé de ſuivre ; la ſtructure délicate de l'organe néceſſaire à la tranſmiſſion de cette liqueur, doit encore augmenter la ſenſibilité dans ces momens d'ivreſſe..... Voilà nos avantages. Les femmes, comme on le voit, en ont moins que nous, mais la délicateſſe de leur conſtitution, leur foibleſſe même leur en procurent quelques-uns dont les hommes ſont privés. Les parties qui concourent à appeller la volupté, ſont plus nombreuſes que chez les hommes, & l'agitation de quelques-unes ſuffit pour exciter toutes les autres. Une partie ſurtout, d'une ſenſibilité exquiſe, & dont je parlerai dans le Chapitre V, eſt le ſiége du plaiſir dans les femmes.

L'IMAGINATION affecte plus les femmes que les hommes dans la triſteſſe comme dans la joie ; leur genre nerveux eſt plus ſuſceptible d'impreſſions, & s'il les ſaiſit avec vivacité, il les conſerve plus conſtamment dans certaines circonſtances. On peut dire auſſi que la jouiſſance a, chez les femmes, des *relations* plus étendues que chez nous.

ON ne ſait trop comment rendre raiſon de la fureur érotique de quelques femmes, dont l'hiſtoire nous rapporte l'impudicité. L'infame Cléopatre, ayant pris le nom d'une célèbre Courtiſanne de Rome, ſe rendit dans un lieu de débauche : elle ſurpaſſa, dit Venette, en moins de vingt-quatre heures, de vingt-cinq coups, la courtiſanne que l'on eſtimoit la plus brave en amour ; & après cela, elle avoua qu'elle n'étoit pas encore tout-à-fait aſſouvie. L'impudique Meſſaline ſouffrit pendant une nuit les efforts amoureux de cent ſix hommes, ſans témoigner d'en être fatiguée. En ne regardant pas ces hiſtoires comme fabuleuſes, il faut convenir qu'il y avoit dans ces débauches plus d'oftentation que de plaifir. Il s'eft trouvé des femmes dont la fureur amoureufe ne pouvoit être appaifée que par les careffes de plufieurs hommes; mais d'après ce que j'ai dit, on conviendra que quelques actes doivent épuifer le plaifir, & que la douleur, ou au moins l'indifférence y fuccéde.

TOUTES jouiffances ne font pas une, dit Montaigne; *il y a des jouiffances éthiques & languiffantes.* Il eft donc impoffible de rien ftatuer fur le plaifir qui réunit les fexes, & de décider quel eft celui fur lequel il a plus d'influence. Qu'ils jouiffent chacun de leurs avantages, & que l'homme, dont le plaifir eft fi vif, ne croie pas avoir été négligé par la Nature, fi la femme paroît conferver plus long-temps que lui l'impreffion voluptueufe qu'il a partagé.

UNE Angloife fe trouva fi piquée de ce qu'on difoit que les femmes avoient pour le moins autant de plaifir en amour que les hommes, qu'elle fit vœu de virginité pour toute fa vie : elle fuyoit les hommes avec une opiniâtreté incroyable, vécut plus de quatre-vingt ans avec cette fantaifie, &

mourut ainſi qu'elle avoit vécu. On
a d'elle un teſtament où tous les legs
étoient pour des filles vierges. Son
ſyſtême étoit de prouver que la diſpro-
portion des deux ſexes aux plaiſirs de
l'amour, étoit pour le moins comme
celle de 40 à 83 (*a*).

____

(*a*) *Eſſais hiſtoriques & philoſophiques ſur les principaux ridicules des différentes Nations*, chap. IX.

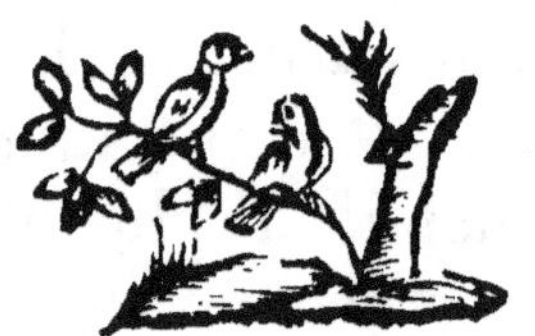

CHAPITRE IV.

Des Parties de l'Homme qui servent à la Génération.

NOUS tâcherons d'entrer dans ces détails avec cette sage retenue qui fait la décence du style, & de les présenter comme nous les avons vus nous-mêmes, avec cette indifférence philosophique qui détruit tout sentiment dans l'expression, & ne laisse aux mots que leur simple signification (a).

DÈS que les hommes observent un phénomène, ils se hâtent d'en trouver l'explication. La curiosité s'exerce sur tout ce qui paroît contrarier le cours ordinaire de la Nature, tandis que les choses plus immédiatement soumises à nos sens, sont négligées pour la plupart. Rien de plus commun sans doute que l'usage des Parties qui concourent à la Génération, & rien de plus ignoré

____

(a) *Histoire Naturelle*, par M. de Buffon, tom. **IV.**

chez beaucoup d'hommes que la ſtructure de ces mêmes parties. On jouit du
plaiſir qu'elles nous procurent, ſans
vouloir en rechercher la cauſe dans
leur organiſation : ſi ce motif ne peut
exciter la curioſité de quelques perſonnes, il en eſt un du moins qui inté-
reſſe davantage ; c'eſt la ſatisfaction de
pouvoir connoître les accidens qui affligent quelquefois des parties auſſi déli-
cates ; c'eſt encore celle d'en diſtin-
guer certains défauts qui peuvent s'op-
poſer au bonheur auquel tous les hommes doivent aſpirer, celui d'être père.

Les Anatomiſtes pour la plupart diſ-
tinguent les organes de l'homme qui
ont part à la génération, en trois claſ-
ſes, eu égard à leurs différentes fonctions. La première comprend ceux qui
ſéparent la liqueur prolifique ; ſous la
ſeconde, ſont renfermés ceux qui la con-
ſervent pendant quelque temps, qui
lui ſervent de réſervoir ; & la troiſième
enfin, renferme les organes deſtinés à
tranſmettre cette liqueur dans le lieu
deſtiné pour la génération. Les organes de la première claſſe ſont les *teſticules* ; ceux de la ſeconde, les *véſicules
ſéminales* ; dans la troiſième claſſe ſont
compriſes

comprises toutes les parties qui composent la *verge*.

CETTE division convient particulièrement aux personnes qui suivent l'Anatomie en général : pour me borner à ce qui est plus relatif à mon objet, je diviserai ces parties en externes & en internes ; les premières sont apparentes, & les autres cachées dans la capacité du bas-ventre.

LA partie qui distingue l'homme de la femme est celle qui se présente la première dans la division que je dois suivre. Il seroit aussi inutile qu'indécent de rapporter tous les noms qui lui ont été donnés, particulièrement dans notre langue. Les Anatomistes la nomment le *membre viril*, la *verge*, & je ne sache pas qu'elle puisse être nommée autrement sans blesser la pudeur (*a*).

(*a*) Les Latins lui ont donné une infinité de noms : ils l'appelloient *Penis*, *Hasta*, *Muto*, *Verpa*, *Mentula*, *Priapus*, *Caulis*, *Virga*, *Fascinus*. Nos anciens Romanciers, moins délicats que nous, en parloient sous des noms qui ne scandalisoient personne : on savoit ce que c'étoit que la *Lance virile*, le *Pistolet d'amour*, le *Gaudisseur de la maison*, le *Médiateur de la paix*, le *Cultivtaeur du champ de Nature*. On trouve encore à cette partie des noms beaucoup moins honnêtes, dans les *Œuvres* de Rabelais, le *Moyen de parvenir*, le *Dictionnaire comique*, *satyrique*, de le Roux, &c.

II. Partie.   N

On fait que les Anciens avoient déifié cette partie fous le nom de *Priape*. Les Dames d'Egypte la portoient comme une relique aux fêtes confacrées à Bacchus. Chez les Grecs on en avoit un modèle d'une taille énorme que l'on portoit en cérémonie, & felon St. Anguftin, la plus honorable matrône de la proceffion étoit obligée de mettre devant tout le monde une couronne de fleur fur cette effigie. Les habitans de *Panuco*, province de l'Amérique feptentrionale, expofoient dans leurs Temples une figure femblable, & les hommages qu'ils lui rendoient ne peuvent être décrits que par l'impureté même (a).

LES Phéniciens faifoient auffi des proceffions en l'honneur de *Belphegor*, leur Idole ; & le grand Prêtre marchant fièrement à la tête de fon Clergé, tenoit dans fa main & abaiffoit devant l'Idole, comme une marque

______

(a) On trouve dans un petit ouvrage, attribué à Lamotte le Vayer, qui a pour titre : *Hexameron ruftique, ou les fix journées paffées à la campagne entre des perfonnes ftudieufes*, une differtation *fur les parties appellées honteufes aux hommes & aux femmes*, dans laquelle on a raffemblé différens cultes rendus à ces parties par les Païens. On peut confulter auffi Riolan, *anthopographiæ*, lib. II. cap. XXX.

d'hommage, la partie qui le faisoit homme. Les Rabins difent que les Hébreux, pour affirmer un ferment, pofoient la main fur la partie où s'étoit pratiqué la circoncifion (*a*).

Les Moines de *Gomeron*, dépendant de la Perfe, font expofés à une épreuve fingulière & par laquelle le peuple juge de leur dévotion. Ces Prêtres Idolâtres ont les parties de la génération découvertes : les femmes les baifent, & s'ils paroiffent fenfibles, ils tombent dans le mépris (*b*).

Au *Deutéronome*, ces parties font appellées refpectables (*veneranda*); fi une femme en colère venoit à les arracher, on lui coupoit les mains (*c*). Villandry commit un crime de lèze-Majefté, pour avoir porté la main aux parties naturelles de Charles IX, qui lui ferroit la gorge en badinant : d'Aubigné affure qu'il eut été mis à mort, fans la grace qu'obtint pour lui l'Amiral de Chatillon, après que le Roi l'eut

---

(a) *Effais Hiftoriques fur Paris*, tom. V.

(b) *Abrégé de la Collection des Voyages*, &c. tom. VI.

(c) *Deutéronome*, chap. XXV.

refufé aux deux Reines & au Duc de Montpenfier (a). Les Caffres fe trouvent glorieux, quand ils ont coupés en guerre plufieurs membres virils à leurs ennemis ; ils en font préfent à leurs femmes, & celles-ci en font des colliers qui flattent leur vanité.

CES faits font fuffifans pour donner une idée de la confidération dont jouiffent les parties naturelles de l'homme parmi quelques Nations. Après avoir vu, pour ainfi dire, leur hiftoire morale, examinons leur ftructure.

LA *Verge*, (1, Pl. IV, fig. 1,) eft un corps rond & long, fitué à la partie inférieure du bas-ventre ; elle eft attachée & adhérente aux racines de l'os *pubis*. Les parties qui compofent la *verge*, peuvent être diftinguées, eu égard à leur fituation, en contenantes & en contenues. Les premières font la *peau*, le *tiffu cellulaire*, qui fe remarque au-deffous, (o, o, o, Pl. V.) & une membrane particulière qui parôit être formée par l'épanouiffement

---

(a) Aubigné, tom. II.

d'un ligament qui fixe la verge aux os pubis, & que l'on nomme le *suspenseur* de la verge. La peau qui recouvre cette partie, se replie à son extrémité, & c'est ce repli que l'on nomme *prépuce*; (2, Pl. IV, fig. 11,) il est attaché à la partie inférieure du *gland*, [3, Pl. *idem*, fig. 1, 4, Pl. V.] par un ligament appellé le *frein* ou le *filet* de la verge.

LES parties contenues, sont les deux *corps caverneux*, (1, 1, Pl. V,) l'*uretre* (2, 3, 3, Pl. *idem*.) & le *gland* (3, Pl. IV, 4, Pl. V,) à quoi il faut ajouter les muscles dont je parlerai plus bas.

LA peau qui recouvre la verge est plus fine qu'aux autres parties, ce qui lui donne une extrême sensibilité. On y observe que la graisse y est peu abondante, & il étoit nécessaire que cela fût ainsi, afin que l'érection devînt plus facile, que cette partie fût susceptible de plus de dureté, & que le sentiment exquis qui y réside ne fût point émoussé par la graisse pendant la friction qui appelle le plaisir. C'auroit été en vain que la Nature auroit distribué à la verge, cette quantité considérable de vaisseaux

& de nerfs qui s'y ramifient, [5 , 5 , 5 , 5 , 6 , 6 , 6 , 6 , Pl. V ,) si la sensibilité qu'ils lui donnent eût été émoussée par l'humeur graisseuse.

Le gland est la plus sensible de toutes les parties qui dans l'homme servent à la génération ; c'est la seule dépendance de la verge qui soit charnue ; elle est polie & douce afin de ne point blesser la femme dans l'union des sexes , & la figure qui la termine lui facilite l'introduction dans le lieu que la Nature a destiné à la génération.

On doit regarder les corps caverneux comme deux tuyaux ou conduits, qui prenant leur origine de chaque côté à la branche de l'os *ischion* , s'avancent jusqu'à la partie inférieure des os *pubis*, où ces deux corps s'unissent l'un à l'autre pour n'en former qu'un seul qui se termine à la partie postérieure du gland. Les corps caverneux composent la plus grande & la plus considérable partie de la verge. On y observe deux gouttières ; celle située en dessous reçoit la plus grande partie de l'*urètre* , & la gouttière supérieure , beaucoup moins considérable , reçoit une grosse veine & deux artères nommées *honteuses*. (5 ,

5 , Pl. VI.) Presque toute la substance
des corps caverneux est spongieuse ,
cellulaire ; deux artères assez considérables pénètrent ces corps en jetant de
côté & d'autre une infinité de branches
qui versent le sang dans ces parties.
Je dirai ailleurs de quelle importance
sont les corps caverneux pour contribuer à la génération ; il suffit de dire
actuellement que la tension de la verge
a pour cause le sang & les esprits
que les artères & les nerfs font af-
fluer dans les cellules innombrables qui
composent ces corps caverneux.

L'URÈTRE est un canal long &
recourbé , qui commence au col de la
vessie , (7 , Pl. V ,) & finit à l'extrémité du gland. (9 , Pl. *idem.*) Le commencement de ce conduit est embrassé
par la glande *prostate.* (8 , 8 , Pl. *idem.*)
L'intérieur de l'urètre , est très-lisse
& poli ; on y remarque plusieurs orifices qui font les conduits des prostates inférieures , & ceux de plusieurs
autres glandes qui fournissent une humeur mucilagineuse , dont je parlerai
dans la suite.

LA verge , outre le ligament dont
j'ai parlé , qui l'attache fortement aux

os pubis, & qui lui est d'un grand secours, non-seulement pendant l'érection, mais encore lorsqu'elle s'amollit
& se relâche ; la verge a six muscles,
trois de chaque côté : il y en a deux
érecteurs, [2 , 2 , Pl. VI,] deux *accélérateurs*, & deux *transverses*. Ils tirent
leur dénomination de leur usage ; les
premiers aident à l'érection de la verge, lorsque les corps caverneux se gon-
flent ; les seconds facilitent l'émission
de la semence, parce qu'en se raccour-
cissant, ils compriment les vésicules
séminales, & obligent la liqueur qu'-
elles contiennent, d'entrer dans l'urètre, d'où elle sort avec impétuosité :
les muscles *transverses*, dilatent le conduit de l'urètre lorsqu'ils agissent, pour
faciliter le passage de l'urine, ou de la
semence (*a*).

(a) Je n'ai point jugé à propos de surcharger ce
Chapitre, par des choses qui auroient paru un vain
étalage de connoissances anatomiques. Les muscles
dont il est question, ont encore des noms compliqués,
que l'on me dispensera de donner, tels que ceux de
Bulbo-caverneux, *&c.* par lesquels on désigne les *accélérateurs*. Je n'ai point parlé de l'attache & de l'in-
sertion de ces muscles, du nom des nerfs & des vaisseaux qui se distribuent aux parties de la génération.
En disant que les nerfs de la verge se détachent des
paires sacrées, des *paires lombaires* ; que les artères

LA longueur de la verge est ordinairement de huit ou neuf travers de doigt, & sa grosseur environ de trois, lorsqu'elle est, dit M. Dionis, dans l'état où les femmes la demandent (*a*). Mais on ne peut déterminer précisément cette longueur ni cette grosseur, & elles ne sont pas de fortes inductions pour tirer des conséquences sur le plus ou le moins de talens en amour. On dit même que les hommes dont la verge passe la mesure ordinaire de la Nature, ne sont pas si bons au *déduit* que les autres. Ce qu'il y a de certain, c'est que plusieurs mariages sont stériles, quoique l'époux donne, pour une bonne conformation, les plus hautes idées de sa valeur.

PLATERUS nous fait l'histoire de deux femmes que les Juges déclarèrent libres de quitter leurs maris, dont

---

sont fournies par la *crurale*, les *hypogastriques*, &c. il n'y aura que les hommes versés dans l'Anatomie qui m'entendront, & pour me faire comprendre des autres, il faudroit remonter insensiblement jusqu'aux sources, & donner l'exposition anatomique du corps de l'homme. Je me suis aussi dispensé d'indiquer dans les planches, certaines parties étrangères a l'objet que je traite.

(*a*) *L'Anatomie de l'Homme.* Démonstration IV.

elles fe plaignoient, parce qu'il y avoit trop de difproportion entre les parties qui défignent le fexe. On trouve encore quelques autres obfervations qui prouvent, qu'il y a eu des hommes qui n'ont pu être favorifés de l'amour, pour l'avoir été trop de la Nature.

La petiteffe de la partie qui diftingue effentiellement l'homme, n'eft pas un obftacle à la génération, lorfque cette partie ne pêche que par fon volume. Ce défaut eft moins grand que celui de l'urètre, lorfque ce canal eft conftruit de manière à s'oppofer à l'éjaculation prompte & directe de la liqueur féminale. Quelquefois ce canal n'a une fauffe direction que parce que le frein dont j'ai parlé, tire la verge avec violence pendant l'érection, en lui donnant la forme d'un arc: fi l'homme ne peut vaincre cet obftacle, il aura recours à la Chirurgie; l'opération par laquelle elle remédie à cet inconvénient eft très-légère; on coupe le frein, & la partie reprend enfuite la direction qui lui eft naturelle (*a*).

____

(a) On voit auffi que dans les premières jouiffan-

ON a vu ailleurs (*a*) que l'état du
prépuce favorise aussi ou s'oppose à la
génération, & quelquefois aux em-
brassemens amoureux. Sa longueur excessive cause la stérilité, parce que la
semence ne peut être transmise dans la
matrice, à cause des frottemens qui
affoiblissent l'impulsion que les muscles
avoient donnée à cette liqueur. Ce
défaut trouve encore sa guérison dans
la Chirurgie, qui coupe au prépuce la
partie excédente. Si cette enveloppe
pêche par le défaut contraire, mais sans
étranglement de la verge, on est alors
dans le cas des hommes circoncis, dont
je parlerai ailleurs ; je veux dire, que
l'on perd peut-être quelque chose du
plaisir, mais que l'on n'en est pas moins
habile pour multiplier l'espèce.

CES deux états de la verge, par
rapport au prépuce, font deux maladies qui exigent toute l'attention des
hommes de l'art, lorsque dans l'une

---

ces le frein de la verge peut se rompre ; il n'en résultera d'autre accident qu'une légère hémorragie, qui
s'arrêtera en enveloppant la partie avec du linge propre, & en remettant à une autre fois le complément
du plaisir.

(*a*) Volume premier, Chap. *de la Stérilité.*

ou l'autre circonstance, cette partie se trouve comme étranglée ou trop res-serrée dans son enveloppe. La premiè-re de ces maladies, est le *paraphy-mosis*, accident dans lequel le prépuce est si renversé & si gonflé, qu'on ne peut le rabattre pour couvrir le gland. Je ne m'arrête pas aux causes étran-gères qui peuvent occasionner le para-phymosis, telles que les maladies vé-nériennes ; mais seulement à celle qui est la plus ordinaire. Les jeunes mariés, & ceux dont le gland n'a jamais été dépouillé que difficilement du prépuce, y sont aisément pris lorsqu'ils réunissent leurs efforts pour se frayer la route du plaisir. Le moyen de remédier à cet accident, & on ne doit pas la négli-ger, est de baigner la partie dans l'eau froide, afin qu'elle puisse se dégonfler & de ramener ensuite adroitement le prépuce sur le gland. Si l'on ne réus-sit pas, il faut recourir au plutôt à l'opération, qui consiste à débrider le prépuce, en faisant autant de petites incisions qu'il en faut, pour lui lais-ser la liberté de descendre pardessus le gland.

Le vice opposé au précédent est le

phymosis. On a quelquefois, recours à
l'opération pour en prévenir les suites
dangereuses, lorsqu'il est causé par le
virus vénérien : mais le phymosis naturel, celui qu'on apporte en naissant,
n'est redoutable que lorsque, par l'a-
crimonie de l'urine, il y survient une
inflammation. Lorsqu'elle ne cède pas
aux remèdes usités, il faut se résoudre
à la circoncision ; elle consiste à fen-
dre le prépuce, pour s'opposer aux ravages qu'il feroit sur le gland par sa
trop grande constriction.

LES hommes que la structure de la
verge met dans le cas de craindre
l'un ou l'autre de ces accidens, ceux
mêmes qui ne s'y croient pas expo-
sés, en un mot, tous les hommes doivent avoir l'attention d'entretenir la
propreté dans les parties externes de la
génération, en les lavant souvent. Les
glandes *sébacées*, situées sur le gland,
fournissent une humeur qui, en s'é-
paississant, forme une crasse entre le
prépuce & le gland. Cette humeur s'altère quelquefois & en impose à quelques personnes qui, s'imaginant être
attaquées d'une gonorrhée virulente,
consultent des charlatans qui prédisent

de leur crédulité pour exercer leurs tromperies. On prévient cet accident par la propreté.

ON a vu des variétés singulières dans la verge.

UN Italien avoit cette partie couverte & hérissée de cornes très-dures, & d'ongles (*a*). L'homme connu en Angleterre sous le nom de *the Porcupine-man*, (l'homme Porc-épic) est couvert par tout le corps, à l'exception de la tête, de la paume de la main & de la plante des pieds, de soies qui ont une consistance de cornes ; elles ont si lignes de longueur, & deux ou trois de grosseur ; & ainsi que les Hérissons, elles sont implantées perpendiculairement. Cet homme est parvenu à rendre sensible une jeune fille, avec laquelle il s'est marié. Il a eu de ce mariage six enfans, tant filles que garçons, tous constitués comme lui, & également couverts de cornes. Il faut croire que cette espèce d'homme sauvage, pour travailler à la génération, prenoit le temps où aucun obstacle ne pouvoit s'opposer à ses plaisirs :

(*a*) *Journal Encyclo.* Avril 1764.

:tous les automnes, les corps durs qui
armoient la verge, ainsi que les autres
parties du corps, tomboient (*a*).

Une Allemande ayant eu commerce avec un nègre, eut un enfant dont
toutes les parties du corps étoient blanches, à l'exception de la verge (*b*).
On a vu des hommes dans lesquels
cette partie étoit double (*c*).

Fribe dit avoir connu un homme
dont la verge n'étoit point percée à
l'extrémité du gland ; l'ouverture se
trouvoit en dessous : cet auteur ajoute
que cette difformité ne l'empêcha pas
d'avoir plusieurs enfans (*d*).

Au reste, il se trouve quelquefois des
individus dans lesquels la verge n'est
point perforée lorsqu'ils viennent au
monde; c'est à la Chirurgie à réparer sur
le champ ce défaut de conformation.

---

[a] *Mélanges d'Histoire Naturelle*, par M. Alléon
Dulac, tom. III.

(b) *Bibliothéque de Médecine*, &c. tom. XV.

(c) *Dictionnaire raisonné d'Anatomie & de Phy-
siologie*, art *Verge*. Voyez aussi, *Anatomia Bartho-
liniana*, lib. I, cap. XXIV.

(d) *Ephémérides d'Allemagne*, Déc. 1. ann. 3.
obf. 98.

APRÈS avoir confidéré la partie qui diftingue effentiellement l'homme, celles qui s'offrent enfuite font les *Tefti-cules*, ainfi nommés du mot latin *teftes*, qui fignifie témoins, parce qu'en effet ils le font de la force & de la vigueur de l'homme. On les appelle auffi *Di-dymes*, c'eft-à-dire gémeaux, à caufe qu'ils font prefque toujours deux. On a vu des hommes qui en avoient trois ou même quatre, & d'autres que la Nature avoit réduit à un. Il ne faut pas croire que les premiers aient été des athlètes en amour ; la liqueur prolifique divifée dans plufieurs organes perdoit beaucoup de fon activité, & les ob-fervations conftatent que les hommes qui paroiffoient auffi - bien partagés, n'avoient pas toujours joui de la fatis-faction d'être pères. Il n'en eft pas de même de ceux qui n'ont qu'un tefti-cule ; j'en ai connu qui étoient très-féconds, & auxquels (ce qu'il eft im-portant d'obferver, ainfi qu'on le verra dans la fuite,) des individus des deux fexes doivent leur naiffance.

ON définit les tefticules, des corps glanduleux renfermés dans le *Scrotum*, efpèce de fac, (4 , 4 , Pl. IV , fig. 1,) &

& situés pour l'ordinaire hors du bas-
ventre. Je dis pour l'ordinaire, car on
voit quelquefois des personnes chez qui
ces organes restent cachés dans le bas-
ventre, & ces personnes-là sont beaucoup plus portées que d'autres vers les
plaisirs (a). Il arrive d'ailleurs assez
souvent aux enfans du premier âge,
que ces parties restent engagées dans
leur passage, & quelquefois elles ne
tombent dans les *bourses*, [4, 4, Pl.
IV, fig. 1,] qu'au temps de la puberté, ainsi qu'on le verra dans le chapitre
où il sera question de cette époque. La
figure des testicules est ovale, un peu
applatie des deux côtés; [1, 1, Pl. VI.]
leur grosseur varie selon les âges; ils
sont très-petits jusqu'à l'âge de puberté, mais alors ils augmentent &
acquièrent le volume d'un petit œuf
de poule, ou d'un gros œuf de pigeon;
(1, Pl. VII; 5, Pl. VIII & IX,) le
droit est assez constamment un peu plus
gros que le gauche.

(a) Les Testicules renfermés, en rendant la semence beaucoup plus vive, irritent continuellement
les organes de la volupté ; mais aussi cette liqueur
ne doit pas être disposée à la fécondité ; car elle n'a
pas eu le temps d'être assez perfectionnée.

II. Partie. O

ON considère d'abord à ces parties, leurs enveloppes ; la première est le *scrotum* ; ce n'est qu'une continuation de la peau, qui se trouve partagée en deux parties par une ligne saillante en forme de couture, que les Anatomistes ont nommée le *raphé* ; [5 , Pl. IV , fig. 1 ,) elle commence au gland , [c'est ce qu'on nomme alors le *frein* ou *filet* ,) & elle se termine à l'anus. Le scrotum est revêtu au dedans d'une membrane charnue qu'on doit regarder comme un véritable muscle cutané; on la nomme *dartos* ; elle fournit une enveloppe particulière à chaque testicule ; & de l'adossement ou union de ces deux enveloppes charnues, se forme une cloison qui sépare en deux parties la cavité que fait le scrotum. Le dartos doit être, ainsi que je l'ai dit , regardé comme un muscle ; c'est à sa contraction que l'on doit attribuer les rides, & le resserrement des bourses : il fait juger de la santé & de la vigueur d'un homme, quand l'action de ce muscle presse les testicules & paroît les faire remonter (*a*).

____

(*a*) Il y a quelques nations en Europe qui, dans

LES autres enveloppes particulières au testicule sont au nombre de trois. La première est nommée *vaginale*; (I, 1, 1, Pl. VIII,) elle recouvre non-seulement tous les vaisseaux particuliers au testicule, en s'y attachant étroitement, mais même le corps; elle est recouverte en partie de l'expansion d'un muscle nommé *crémaster*, ou suspenseur du testicule (a). Au dessous de la tunique vaginale, on en remarque une autre, à laquelle on a donné le nom de *peritestes*; c'est un sac qui enveloppe le testicule de toutes parts. Enfin la dernière membrane propre à cette partie, & qui touche immédiatement sa substance, est l'*albuginée*, nommée ainsi à cause de sa couleur.

---

la traite des Nègres, observent avec autant d'attention que d'indécence, l'état des testicules dans les esclaves qui sont en vente. On juge de la force ou de la foiblesse de ces infortunés par ces parties, selon qu'elles paroissent plus ou moins rapprochées du ventre.

(a) Je n'ai pas besoin de prévenir le Lecteur, que dans les Planches qui exposent les différentes parties du testicule, ces parties sont préparées de manière à laisser voir celles qu'elles recouvrent dans l'état naturel. Il faut supposer que le testicule étoit disséqué lorsqu'on en a fait le dessin.

On n'a pas plutôt coupé cette dernière tunique, que l'on découvre la subſtance du teſticule, qui eſt blanche, molle, lâche, parce qu'elle eſt compoſée d'une infinité de vaiſſeaux très-fins, qui laiſſent appercevoir la couleur du fluide qu'ils contiennent. Ces vaiſſeaux particuliers ſont les artères qu'on nomme *ſpermatiques*, les veines du même nom, les veines *lymphatiques*, les nerfs, les vaiſſeaux *ſecrétoires* & *excrétoires* ; enfin toute la ſubſtance des teſticules, n'eſt qu'un tiſſu & un laſſis d'une infinité de petits vaiſſeaux, dont la ſtructure eſt ſurprenante (*a*). Ces vaiſſeaux ſont contournés en différentes façons, & forment pluſieurs paquets ſoutenus par des cloiſons membraneuſes. On apperçoit, ſur le bord ſupérieur du teſticule, un corps long dont la figure approche de celle d'une chenille ; on le nomme *épi - didyme* à cauſe de ſa ſituation, [1, 2, Pl. IX ; 2, Pl. VIII ; 2, Pl. VII.]

______

(*a* La préparation anatomique prouve par un calcul ſimple, que tout la ſubſtance d'un teſticule ordinaire, peut fournir un fil de cent lieues de longueur.

LA substance de cette partie est la même que celle du testicule, & les vaisseaux qui la composent font une infinité de contours serpentins ; [3 , 4, 5 , Pl. VII.) l'épi-didyme se termine dans les extrémités par deux éminences, dont la plus considérable (1, Pl. IX,) se nomme la tête de l'épi-didyme, & la moindre [2 , Pl. *idem*,] est appellée la queue ; c'est à cette dernière, que commence de chaque côté, le conduit *déférent*. (3 , 4 , Pl. *idem*. & Pl. VIII.)

L'USAGE des testicules est de filtrer la liqueur séminale, & de la séparer du sang, ainsi qu'on le verra ailleurs : celui des épi-didymes est de la recevoir immédiatement des testicules, pour la transmettre aux vésicules séminales, par les canaux déférens.

LES *vésicules séminales* (1 , 1 , Pl. X.) sont deux réservoirs membraneux & cellulaires, situés à la partie postérieure & inférieure de la vessie. [4, Pl. *idem*. 10 , Pl. V.] Leur longueur ordinaire est de trois travers de doigts, & leur largeur d'un pouce : leur partie la plus large se nomme le fond, & la plus étroite le col, auquel se trouve continu un conduit particulier, appellé *éjaculateur*.

On peut voir (2, 2, Pl. X.] les conduits déférens qui transmettent la semence des épi-didymes aux vésicules séminales. Les conduits éjaculateurs, sont deux petits vaisseaux qui viennent se perdre dans l'urètre près du col de la vessie, après avoir traversé un corps glanduleux, assez ferme, qui embrasse le col de la vessie & le commencement de l'urètre. On connoît ce corps glanduleux, sous le nom de *prostates*. (3, Pl. X ; 8, 8, Pl. V.) Il est formé de l'assemblage de plusieurs autres glandes, dont les orifices excréteurs, au nombre de dix ou douze, viennent s'ouvrir au devant d'une éminence nommée *veru-montanum*. L'usage des prostates est de séparer une humeur douce & huileuse, presque semblable à la semence, qui enduit le canal de l'urétre, & se mêlant à la semence dans l'éjaculation, lui sert de véhicule, empêche la dissipation de ses parties spiritueuses, & garantit l'urètre de l'acrimonie de l'urine.

APRÈS avoir fait connoître les parties qui, dans l'homme, concourent immédiatement à la génération, il est nécessaire, pour compléter l'idée que l'on doit en avoir, d'exposer leurs fonctions, & le méchanisme qui les exécute.

ON sait que l'humeur séminale, ainsi que je l'ai dit, est contenue dans le sang, de même que tous les fluides qui portent la nourriture & le sentiment dans nos parties. Lorsqu'à l'âge de puberté, la Nature, en perfectionnant son ouvrage, nous dispose à être capable de multiplier l'espèce, elle prépare les organes, qui doivent y concourir, à filtrer la semence & à la transmettre au dehors : les testicules commencent cette opération. Les artères & les veines spermatiques, (3, 3, 4, 4, Pl. VI,) en s'unissant aux nerfs des testicules & aux conduits déférens, forment, enveloppées dans la tunique vaginale, un cordon nommé le *cordon des vaisseaux spermatiques*, [6, 6, Pl. VI.) qui aboutit aux testicules. (1, 1, Pl. *idem.*) C'est ce cordon qui porte avec le sang la matière de la semence, & qui la rapporte séparée aux vésicules

séminales. Examinons comment s'opère cette filtration, si intéressante, puisque d'elle dépend la conservation de
l'espèce humaine.

L'ARTÈRE spermatique, avant de
pénétrer le testicule, se divise en plusieurs rameaux qui se subdivisent en
une infinité d'autres ; (3 , 3 , 4 , 4,
Pl. VI.) le sang qu'ils contiennent
trouve dans la substance du testicule,
[5 , Pl. IX ; 5 , Pl. VIII.) ce nombre
prodigieux de petits vaisseaux dont j'ai
parlé , repliés sur eux-mêmes, & ra-
massés en paquets. Ces vaisseaux très-
déliés & très-longs , (6, 6 , 6 , Pl. VIII
& IX.] prennent du sang que leur
offre chaque petite artère , les parties
les plus fines , les plus subtiles & les
plus spiritueuses.

CETTE liqueur filtrée est la matière de la semence , qui a besoin de
parcourir cette multitude étonnante
de circonvolutions des petits vaisseaux
pour devenir prolifique ; elle ne l'est
pas même entièrement après ce séjour
assez long dans les testicules ; elle doit
passer dans la partie que nous avons
nommé épi-didyme pour y acquérir
encore un degré de préparation : elle
en

en fort par le canal déférent, (7,
7, Pl. VI.) qui va la dépofer dans
les véficules féminales ; & c'eft lorfqu'elle y a féjourné quelque temps,
qu'elle reçoit toutes les qualités qui
doivent la rendre véritablement prolifique. Les veines fpermatiques, ici
comme par-tout ailleurs , reprennent
le fang qui a fourni la liqueur féminale , & toutes leurs divifions fe réuniffant
peu à peu , elles forment un feul
vaiffeau de chaque côté , qui rapporte
le fang dans des veines plus confidérables, pour être enfuite conduit au
cœur, & après s'y être imprégné de
nouveaux efprits , reprendre le cours
de la circulation.

APRÈS cette courte expofition de
la manière dont la femence eft prépa-
rée , trouvera-t-on mal fondé ce que
j'ai dit de ces prétendus fecrets , de
ces recettes exaltées par le charlata-
nifme, pour plonger l'homme dans un
torrent de plaifirs ? On voit combien
la Nature eft lente dans l'opération de
la *fpermatofe*, dans la production &
la coction de la femence ; croira-t-on
qu'au moyen des aphrodifiaques , les
loix de l'économie animale changez

II. Partie. P

ront ? Que ces vaiſſeaux innombrables que doit parcourir la ſemence , acquerront ſubitement un mouvement ſurnaturel , au moyen de quoi ils chaſſeront promptement le fluide qu'ils doivent préparer ? Si des lectures obſcènes , les images laſcives de la débauche irritent les organes de la génération , & provoquent à la jouiſſance , c'eſt parce que les véſicules ſéminales contiennent aſſez de liqueur prolifique pour fournir aux impreſſions que font des objets ſeducteurs ; ſans cela ces ſpectacles voluptueux ſeroient ſans aucun effet. Qu'un homme qui a joui en excitant ſon imagination , ait recours le lendemain à tous les moyens qu'indiquent les perſonnes qui croient aux grandes vertus des aphrodiſiaques , il ſaura alors ſi la Nature veut être commandée. Le laboureur , après avoir moiſſonné ſon champ , auroit-il bonne grace de lui demander une ſeconde récolte peu de temps après ? Il faut qu'il attende que la terre ait repris ſes forces , ſi je peux m'exprimer ainſi : qu'il la cultive , qu'il répare ſes pertes ; mais la Nature ne dérangera pas l'ordre des ſaiſons pour ſatisfaire l'avidité des hommes.

J'ai laissé la semence dans les vésicules séminales, où elle doit se perfectionner avant d'être transmise en partie au dehors : je dis en partie, parce qu'en effet une portion de cette humeur doit repasser dans la masse du sang, par des vaisseaux fins & déliés qui se rendent aux vésicules : les changemens qui se font en nous à l'âge de puberté, démontrent de quelle nécessité est cette résorbtion d'une partie du fluide séminal.

Lorsque ce fluide a acquis toute la perfection dont il est susceptible, il cherche à ce faire jour au dehors, & le signe qui annonce ce besoin est l'intumescence involontaire de la verge. Elle a pour cause le sang imprégné d'esprits, & porté dans cette partie par les artères qui s'y rendent. Ce sang gonfle les corps caverneux, parce que les veines n'étant pas assez considérables pour se charger de tout ce que les artères fournissent, une partie du sang s'introduit dans les cellules que j'ai observées dans ces corps spongieux. Tout concours dans ces circonstances à augmenter l'action des muscles érecteurs, & par conséquent à entretenir la verge dans l'érection. P ij

Les véficules féminales, dans la compofition defquelles il entre des fibres mufculaires, & par-là fufceptibles de contraction, fe trouvent preffées de toutes parts, tant par la liqueur qu'elles contiennent & qui cherche à s'échapper, que par les autres circonftances qui excitent l'érection. Le *fphincter* de la veffie fournit un point d'appui fixe, contre lequel la femence ne peut faire que d'inutiles efforts ; l'orifice qui répond au canal déférent, fe ferme par la difpofition de la *valvule* qui s'y trouve ; ainfi le fluide preffé de tous côtés, excepté vers l'orifice du canal éjaculatoire, deftiné à porter ce fluide dans l'urètre, (5, Pl. X.) enfile ce canal avec force. La membrane mufculeufe des proftates fe contracte alors, & l'humeur qu'elles contiennent en étant exprimée, prépare l'urètre au paffage de la femence. Ces deux fluides fe mêlent dans la partie du canal que les mufcles tranfverfes ont dilatée ; mais cette dilatation n'eft qu'inftantanée ; car les mufcles accélérateurs entrant en contraction, preffent la femence contenue dans l'urètre, & la font jaillir à une diftance plus ou moins grande, selon la tension plus ou moins forte de la verge & la quantité du fluide qui doit être évacué.

VOILA l'explication purement méchanique de l'émission de la semence, & telle qu'elle se fait lorsqu'elle est causée par une trop grande plénitude des vésicules séminales.

CETTE émission involontaire a quelquefois lieu chez les hommes constipés, lorsque la matière des selles ne peut être évacuée que par des efforts redoublés. L'érection n'est même pas nécessaire pour que cela arrive, puisque par la situation des vésicules séminales & celle de l'intestin *rectum*, la liqueur qu'elles contiennent se trouvant pressée, enfile le canal de l'urètre, & est transmise au dehors sans aucune force.

CE qui s'exécute durant le sommeil, n'est pas aussi strictement méchanique que dans la circonstance dont il vient d'être question. Les mêmes agens opèrent dans l'émission de la liqueur séminale, mais ils sont excités par des idées voluptueuses qui offrent à l'imagination des tableaux séduisans. Ce seroit vainement que j'entreprendrois d'expliquer comment l'ame agit sur les sens, lorsque ceux-ci paroissent inaccessibles aux impressions des objets extérieurs. Il est plus facile de dire ce qui, dans ces momens délicats, résulte de l'empire de l'imagination sur le corps, que d'exposer seulement une partie de ce que les faiseurs de systêmes ont avancé, pour persuader qu'ils connoissent les loix par lesquelles la substance spirituelle agit sur la matière.

Il faut convenir que les vésicules séminales, gonflées par le fluide qu'elles contiennent, se laissent échapper aisément ; qu'elles y sont encore plus disposées, si l'imagination ajoute à cette plénitude.... Mais comment l'imagination agit-elle pendant le sommeil ? Eh ! comment agit-elle pendant la veille ? demanderai-je aux hommes qui veulent rapporter tous les phénomènes physiologiques, aux seules loix qui rendent nos organes indépendans d'une substance spirituelle, émanée du Créateur.

Lorsque les vésicules séminales sont remplies de la liqueur à laquelle elles servent de réservoirs, comme les

autres réceptacles de notre corps, elles
tendent à s'en foulager, (même chez
des hommes dont l'imagination eſt le
moins porté vers la volupté,) ſi cette
liqueur eſt trop abondante pour être
reſſorbée par les veines ſpermatiques.
C'eſt ainſi que les larmes, filtrées par
la glande *lacrymale*, prennent leur
écoulement par le canal *nazal*, ſi elles
ne trouvent point d'iſſue par les points
lacrymaux. Mais la douleur, la triſteſſe, la joie même ſuffiſent pour exciter
les larmes..... Je le fais, & ſi l'on
veut m'expliquer comment ces paſſions agiſſent ſur l'économie animale,
je pourrai dire auſſi pour quoi la préſence de certains objets, ou même leur
image, font ſur les réſervoirs de la liqueur ſpermatique, le même effet que
certaines paſſions ſur les glandes deſ-
tinées à la ſecrétion de l'humeur lacrymale.

Disons des ſecrétions, qu'en général lorſque » le *filtre* eſt averti agréa-
» blement par l'imagination, la ſe-
» crétion part même avant le temps
» de ſa fonction : comme la ſalive qui
» jaillit dans la bouche à la vue d'un
» aliment deſiré, ou comme ce fluide

» dont l'expreſſion eſt plus atteſtée
» encore par ſa préſence voluptueu-
» ſe..... (a). »

TELLES ſont les parties qui , dans l'homme, concourent à donner l'être à un individu de ſon eſpèce. Il m'auroit été facile de m'arrêter ſur chacune d'elles , & faire voir les précautions que la Nature a priſes, afin qu'elles ſoient le mieux poſſible , pour remplir leurs fonctions. On peut voir à ce ſujet ce que des Anatomiſtes du dernier ſiècle ont écrit : j'aurois peut-être rebuté mon Lecteur en entrant dans ces détails trop prolixes [b].

ON a vu au commencement de ce Chapitre le culte extravagant que certains peuples rendoient aux parties de la génération ; nous ne pouvons mieux faire en le terminant, que de rappor-

----

(a) *Traité Phyſiologique & Chymique ſur la Nutrition.* Ouvrage qui a remporté le prix de Phyſique de l'Académie de Berlin , en 1766 , deuxième partie : *Des Sécrétions.*

[b] Du Laurent , par exemple , demande, *pourquoi ce n'eſt point un os qui fait la baſe de la verge ? Pourquoi cette partie n'eſt point une artère ? Une veine ? Un nerf, &c.* & il répond à ces queſtions inutiles , d'une manière qui eſt quelquefois plaiſante.

tèr un fait qui fera voir avec moins d'absurdité, quelle importance on a attachée de tous temps à des organes destinés à perpétuer les individus, & avec quelle ardeur les femmes s'opposèrent à une mutilation, qui, (sans parler de leur intérêt) visoit à la destruction de l'espèce.

DURANT la guerre que les Grecs faisoient au Duc de Benevent, le Marquis de Spolette son allié, ordonna qu'on privât des parties naturelles tous ceux qui tomberoient entre ses mains. Cet ordre s'exécutoit avec rigueur, lorsqu'une femme, dont le mari venoit d'être fait prisonnier, se jeta aux genoux du Général, & lui dit : » Seigneur, je m'étonne qu'un héros » comme vous fasse la guerre aux fem- » mes lorsque les hommes sont hors » d'état de lui résister.... Peut-on nous » faire une guerre plus cruelle, que » de priver nos maris de ce qui nous » donne de la santé, du plaisir & des » enfans ? Quand vous en faites des » Eunuques, ce n'est point eux, c'est » nous que vous mutilez. Vous nous » avez enlevé ces jours passés notre » bétail, & notre bagage, sans que

» je m'en fois plainte ; mais la perte
» du bien que vous avez ôté à plu-
» fieurs de mes compagnes étant ir-
» réparable, je n'ai pu m'empêcher
» de venir folliciter la compaffion du
» vainqueur. » La naïveté de cette
femme plût fi fort à toute l'armée,
qu'on lui rendit fon mari.... Comme
elle s'en retournoit, le Général lui
fit demander ce qu'elle vouloit que
l'on fît à fon mari, au cas qu'on le
trouvât encore en armes. » Il a des
» yeux, répondit-elle, un nés, des
» mains, des pieds, c'eft-là fon bien
» que vous pouvez lui ôter, s'il le
» mérite ; mais laiffez-lui, s'il vous
» plaît, ce qui m'appartient (a).

---

[a] *Traité des Eunuques*, prem partie, chap. **V.**
M. Ancillon, cite au lieu indiqué, les Auteurs dont
il emprunte cette anecdote fingulière, qui doit plaire
par la naïveté, la bonne-foi qui règnent dans les
remontrances de la femme plaignante.

CHAPITRE V.

Des Parties de la Femme qui servent à la Génération.

CE n'étoit point assez que la Nature eût donné à l'homme des organes capables de contenir, ou sa postérité, ou ce qui pouvoit la tirer du néant, il falloit encore que la femme reçût dans un lieu sûr, ces germes précieux qui multiplient l'espèce. Qu'est-il besoin de chercher continuellement hors de nous, des motifs d'admiration & de reconnoissance envers l'Auteur de toutes choses ? Que l'on fixe un instant les organes destinés à la génération, quelle structure merveilleuse offrent particulièrement ceux de la femme ! Leur action est-elle moins admirable que leur structure ! La liqueur prolifique n'a pas plutôt pénétré dans la matrice, que ce viscère en se refermant devient un lieu inaccessible à tout ce qui lui est extérieur ; l'enfant y prend la vie, l'accroissement ; il n'en sort qu'au moment marqué par la Nature pour la naiſſance des individus. Par quelles loix s'exécutent des opérations auſſi admirables ? Quelles ſont les rai-ſons que donnent les hommes, pour expliquer l'acte le plus univerſel & ce-lui que la Nature a le plus caché à leurs yeux ? On ne doit entrer dans ces détails, qu'après avoir examiné les parties qui agiſſent dans la reproduc-tion. Expoſons celles de la femme, ainſi que nous l'avons fait pour celles de l'homme dans le chapitre précédent.

On n'a pas moins rendu d'honneurs chez les anciens aux *Parties naturelles* de la femme, qu'aux parties qui ca-ractériſent l'homme.

Les Syracuſains les portoient en cé-rémonies aux célèbres *Theſmophories.* Tout le temps que duroit cette fête on s'envoyoit par toute la Sicile des gâteaux faits avec le miel & la graine de *ſéſame*, qui avoient exactement la figure de la partie qu'ils vouloient ho-norer. Les Romains, lorſque leurs mœurs furent dépravées, firent conſ-truire des vaſes dont ils ſe ſervoient dans leurs repas, & auxquels ils don-

1 noient la figure de la partie pour la-
2 quelle ils avoient tant de paſſion (*a*).

LÉON, ſurnommé l'*Africain*, aſſure
que ſi une femme rencontre un Lion,
lorſqu'il eſt en amour, & plus furieux
que dans tout autre temps, il baiſſe la
tête & prend une autre route en rugiſ-
ſant, ſi elle lui montre ce qui la diſ-
tingue de l'homme. Ce fait, dont on
eſt libre de croire ce que l'on voudra,
fit imaginer aux Égyptiens que leur
Dieu même prenoit plaiſir à regarder
les femmes à découvert : auſſi durant
quarante jours, les Égyptiennes ſe pré-
ſentoient devant leur Dieu *Apis* les ju-
pes levées. On croyoit encore parmi
ce peuple que l'eſprit d'*Apollon* en-
troit chez les Sybilles, lorſqu'elles
rendoient des oracles par ces mêmes
parties. Dans tous les lieux que Séſoſ-
tris avoit ſubjugués, on trouvoit re-
préſentées ſur des colonnes, les parties
extérieures de la génération : celles
de la femme, lorſqu'il les avoit vaincu
ſans trop de difficulté ; celles de l'homme lorſqu'on lui avoit fait beaucoup de
réſiſtance.

---

[a] ..... *vitreo bibit ille Priapo*, Juven. Sat. **2.**

Le R. P. François Alvarés nous apprend que chez les Abyſſins, les filles portent par galanterie à leurs parties ſecrettes de petites *campanes* ou clochettes, qui pendent & battent en liberté. Dans pluſieurs Royaumes de l'Afrique, les femmes du Roi & les principales de la Cour, ont ces parties percées comme les oreilles ; on y paſſe pluſieurs anneaux d'or & autres bijoux, que ces femmes ſont obligées d'ôter lorſque leurs époux les approchent (a). Ce luxe que l'on étend juſques ſur des parties qui n'en paroiſſent pas avoir beſoin, n'eſt pas en uſage chez les étrangers excluſivement ; M. de Saintfoix nous parle d'une mode qui s'étoit introduite parmi les femmes du grand monde ; *ce n'étoit pas ſeulement leurs cheveux qu'elles treſſoient avec de la nompareille de différentes couleurs,* dit cet agréable Ecrivain (a).

JE diviſerai les parties de la femme qui ſervent à la génération, eu égard à leur ſituation, en externes & en internes ; les unes ſe trouvent cachées

____

(a) *Eſſais Hiſtoriques ſur Paris*, tom. V.

dans le bas-ventre, & les autres sont placées hors de cette capacité. Le *pénil*, le *mont de Vénus*, les *grandes lèvres*, la *vulve*, la *fourchette*, la *fosse naviculaire*, le *périnée*, les *nymphes*, le *clitoris*, le *méat-urinaire*, & l'orifice *du vagin* sont rangés dans la première classe. Les parties internes sont le *vagin*, la *matrice* avec ses *vaisseaux* & ses *ligamens*, les *trompes de Fallope* & les *ovaires*.

LE *pénil* (1, Pl. XI.) est situé un peu au dessus de la partie naturelle : il est un peu élevé, parce qu'il est fait de graisse : & il sert, selon Dionis, comme de petit coussin, pour empêcher que la dureté des os ne blesse dans l'action (a).

LE *mont de Vénus*, (2, Pl. XI.) auquel on a encore donné le nom de *motte*, est situé immédiatement au dessous du pénil. Quelques anatomistes confondent ces deux parties. Elles se garnissent de poils à l'âge de puberté. On observe que celui des femmes est plus frisé que celui des filles.

(b) *Anatomie de l'Homme*, quatrième Démonst.

Il seroit aifé d'expliquer cette différence, en obfervant que les circonftances qui accompagnent l'union des
fexes, doivent très-fouvent varier la
fituation des *bulbes* d'où fortent les
poils. Les Turcs & quelques autres
peuples, hommes & femmes, n'ont
aucun de ces filamens fur le corps,
excepté les cheveux & la barbe, parce
qu'ils ont foin de les faire tomber par
le moyen d'un dépilatoire. Il eft d'autres nations qui en font privées naturellement, ainfi qu'on le verra lorfque je parlerai de la puberté.

On croit auffi tirer de fortes inductions de la vigueur du tempérament,
par la quantité de poils qui recouvrent
les parties fexuelles, & même par leur
couleur. On fait auffi qu'il eft des maladies durant lefquelles le corps fe dépi-
le entièrement. Une obfervation fingulière eft celle d'une femme Polonoi-
fe, à qui la maladie connue en Pologne
fous le nom de *Plica*, avoit fait allonger extraordinairement le poil des parties fecrettes. Il avoit crû jufqu'à la
longueur de plus d'une aune & demie,
de forte qu'il auroit traîné à terre, dit
l'auteur de l'obfervation, fi la femme

me ne l'avoit entortillé autour de sa cuisse [*a*].

LES Ephémérides d'Allemagne, parlent aussi d'une femme qui fut vue à *Munster*, laquelle sans aucune maladie, avoit aux parties naturelles, une quantité de poils si considérable, qu'ils lui descendoient jusqu'aux genoux (*b*). L'auteur de cette observation ajoute qu'il a connu un jeune homme & une jeune femme, bien conformés d'ailleurs, qui étoient privés de poils aux parties de la génération, & qui n'ont jamais eu d'enfans. Le même observateur dit avoir connu une autre femme, qui dès sa première jeunesse, n'avoit que des poils blancs à ces mêmes parties, & qui fut toujours stérile [*c*].

LES *grandes lèvres* (3, 3, Pl. XI.) font deux replis formés par la peau : ces parties font assez fermes dans les filles que les hommes n'ont point encore approchées, mais elles deviennent

____

(a) Voyez la *Collection Académique*, tom. III. pag. 168.

(b) Déc. 2. An. 6. 1688.

[c] *Idem.* Observat. XX.

II. Partie.   Q

molles & pendantes aux femmes lorf-qu'elles ont eu beaucoup d'enfans. Les poils qui voilent ces parties font moins forts que ceux du mont de Vénus.

L'ESPACE contenu entre les deux grandes lèvres , eft ce qu'on nomme la *vulve* ou *grande fente*, pour la diftin-guer de l'entrée du col de la matrice que l'on nomme la *petite fente*.

LES deux grandes lèvres , en s'unif-fant par leur partie inférieure , forment la *fourchette* ; [4 , Pl. XI.] on y re-marque un ligament membraneux qui fe trouve , à ce que prétendent quelques Anatomiftes, tendu dans les filles, re-lâché dans celles qui ont fouffert l'ap-proche du mâle , & prefque toujours déchiré dans les femmes qui ont eu des enfans. Ce ligament forme , con-jointement avec la partie interne du bas des grandes lèvres, un enfoncement que l'on appelle la *foſſe naviculaire*.

LE *périnée* eft l'efpace compris entre la fourchette & l'*anus*. Il diminue par la fréquence des accouchemens, & fe détruit même par ceux qui font labo-rieux. [5, Pl. XI.]

IMMÉDIATEMENT après les gran-

des lèvres, on découvre deux excrois-
sances charnues, molles, spongieuses,
que l'on appelle les *nymphes*, (6 , 6 ,
Pl. XI.) parce qu'elles président aux
eaux, en conduisant l'urine dehors. La
figure de ces parties est triangulaire,
se trouvant plus large dans leur partie
inférieure que dans la supérieure ; leur
couleur est rouge, (sur-tout dans les
jeunes filles,) comme la crête d'un
coq, dont elles ont aussi la figure. Leur
grandeur varie, car il y a des personnes en qui elles passent au point qu'on
est obligé de les couper en partie, pour
prévenir la difformité & l'obstacle
qu'elles apportent aux plaisirs du mariage (a). Cette opération est nommée
Nymphotomie ; elle n'est pas sans danger, si l'on n'a soin de prévenir l'hémorragie qui suit l'imputation de ces
crêtes excessives. En Afrique, où cet
excès est fort commun, il y a des hommes qui n'ont d'autre métier que de
retrancher ce superflu, & qui vont
criant dans les rues, *qui est celle qui
veut être coupée* (b) ? En quelques pays

____

(a) *Anatomie* de Dionis, Démonstration IV.

(b) *Dictionnaire de Chirurgie, au mot Nymphes.*

d'Arabie & de Perfe, la *nymphotomie* eft ordonnée aux filles, comme la circoncifion l'eft aux garçons; on la fait quand les filles ont paffé l'âge de puberté; mais chez d'autres peuples, comme ceux de la rivière de Benin, on eft dans l'ufage de faire cette circoncifion aux filles huit ou quinze jours après leur naiffance [a].

Au deffus des nymphes eft le *Clitoris* : (7, Pl. XI.) c'eft un corps rond & un peu long. Sa compofition eft toute femblable à celle de la verge, (1 , fig. 4, Pl. III.) n'y ayant de différence que par rapport à l'urètre, qui manque au clitoris. (fig. 3 & 4. Pl. IV.) Il a deux corps caverneux, un ligament fufpenfeur, des vaiffeaux, deux mufcles érecteurs, un prépuce, un gland; (6, 6, 7, 7, fig. 3 & 4, Pl. IV. 1, 2, fig. 4, Pl. III.) ce qui l'a fait nommer *verge de la femme.*

Cette partie, douée d'un fentiment exquis, eft le fiége principal du plaifir des femmes durant la jouiffance;

(a) *Hift. Nat.* de M de Buffon, tom. IV. *Recherches fur les Américains*, quatrième part. fect. IV.

ce qui lui a mérité le nom d'*æstrum Veneris.* (aiguillon de Vénus.) Le clitoris est pour l'ordinaire assez petit : il commence à paroître aux filles à l'âge de puberté, (5, fig. 2, Pl. III.) & grossit à mesure qu'elles ont le tempérament plus ou moins érotique. La moindre titillation voluptueuse le fait gonfler par le moyen des corps caverneux, [3, 3, fig. 4; 1, 2, 3, fig. 3, Pl. III.] & dans l'union des sexes il se roidit comme la partie qui distingue l'homme. La grandeur du clitoris (elle égale quelquefois & surpasse même celle de la verge,) a porté des femmes à en abuser avec d'autres (a).

(a) *L'Onanisme*, art. 1. sect. V. Platerus dit qu'une femme avoit le clitoris aussi gros que le col d'une Oye ; & Bartholin assure que cette partie s'ossifia à une courtisanne Italienne qui en avoit abusé. Tulpius parle d'une femme dont le clitoris étoit très-gros, & qui fut fouettée publiquement & bannie à perpétuité, pour avoir abusé de sa conformation. On sait jusqu'à quel point Sapho poussa la passion pour des personnes de son sexe : les femmes de Rome, à l'époque où toutes les mœurs se perdirent, méritèrent les épigrammes & les satyres des Poëtes ; on peut voir ce que Juvenal reproche dans la VI me Satyre à Laufella & à Medulina. Lucien dans ses *Dialogues des Courtisannes*, reproche le même vice aux femmes de son siecle Cœlias Aurelianus, a nommé *Tribades*, les femmes qui abusoient de leur clitoris ; Plaute les désigne sous le nom de *subrigatrices* ; elles ont été nommées *frictices* par quelques autres, & *ribaudes* ou *frotteuses* par les François.

Glorieuses peut-être de cette espèce de ressemblance avec l'homme, dit M. Tissot, il s'est trouvé de ces femmes imparfaites, qui se sont emparé des fonctions viriles.... L'on a vu souvent de ces femmes aimer des filles avec autant d'empressement que les hommes les plus passionnés, concevoir même la jalousie la plus vive contre ceux qui paroissoient avoir de l'affection pour elles. On a nommé encore le clitoris pour cette raison *le mépris des hommes*.

CETTE partie peut être amputée, du moins son extrêmité ; c'est même un acte de Religion ordonné chez certains peuples, & nous en parlerons au chapitre suivant. Parmi nous, il est des circonstances où l'on rendroit la santé à un grand nombre de filles, si l'on pouvoit émousser le sentiment trop vif du clitoris : il est la source de beaucoup d'égaremens solitaires, qui plongent celles qui s'y livrent, dans le marasme, & les autres maladies qu'enfante la volupté [a].

(a) Cette extrême sensibilité, a fait nommer le clitoris, *gaude mihi* : les Latins l'appellent encore *albatara, titiginem, columbus, amorem & dulcedinem,*

Le *méat urinaire*, (8, Pl. XI. 3, fig. 2, Pl. III) situé au dessous du clitoris, est dans les femmes le conduit de l'urine ; il est plus court, plus large & moins courbé que l'urètre dans les hommes ; c'est pourquoi les femmes ont plutôt vuidé leur urine ; & on trouve aussi dans cette structure, la raison pour laquelle les femmes sont moins sujettes a la pierre que les hommes. Ce conduit est environné d'un sphincter, qui sert à retenir & à lâcher l'urine quand on le veut ; & on y observe aussi des glandes, qui, comme les prostates, distillent une humeur qui lubréfie ce canal.

Le commencement du conduit de la pudeur, (9, Pl. XI. 1, fig. 2, Pl. III.) se nomme *vagin*, en terme d'anatomie ; on le nomme encore l'orifice externe de la matrice (*a*). Quelques

---

mentulam muliebrem, & *pænem femineum*. Venette nomme cette partie, *la fougue & la rage de l'amour*; on me dispensera de donner les autres noms du clitoris. Au reste, sa grandeur excessive a fait prendre pour *Hermaphrodites* plusieurs femmes qui ne différoient des autres que par cette partie. (Voyez 4 & 5 , XV.

(a) C'est à ce conduit qu'il faut rapporter particulièrement tous les noms que la licence des mœurs a

Anatomistes assurent qu'un cercle membraneux , que l'on appelle *hymen*, ferme l'ouverture du vagin dans les filles qui n'ont permis l'entrée à aucun corps qui ait pu faire violence ; d'autres nient l'existence de l'hymen , qui seroit une marque certaine de la virginité si elle se trouvoit dans toutes les filles. Je dirai , en parlant de la virginité , ce qu'il faut croire de l'existence de cette membrane , d'après les meilleurs Anatomistes.

LES *caroncules myrtiformes* , (0 , 0 , 0 , 0 , Pl. XI. 2 , 2 , 2 , fig. 2 , Pl. III.) sont

---

fait donner aux parties qui distinguent la femme de l'homme. Dans un *Traité des Hermaphrodites*, imprimé en 1612 , avec privilége & approbation, ouvrage fort rare aujourd'hui ; l'Auteur, [M. Duval, Médecin à Rouen] après avoir rapporté tous les noms donnés au conduit de la pudeur , ajoute » je » l'ai oui nommer *sépulcre* & *monument* au Père Anne » de Joyeuse, en un Sermon qu'il fit dans l'Eglise de » St. Germain-de-Lauxerrois au temps du Carème, » parce, disoit ce Prédicateur, que les membres s'y » ramollissoient, & y encouroient souvent carie & » corruption. Le Sr. le Veneur, vivant Evêque d'E-» vreux, continue Duval, l'appelloit *Vallée de Jo-» saphat, où se fait le viril combat*, &c. chap. VIII. *Du sein de la pudicité de la femme & des oreilles y encloses.* On chercheroit peut-être inutilement un livre de Médecine écrit aussi librement, & aussi singulierement que ce traité des *Hermaphrodites.*

font des petites éminences charnues, disposées circulairement autour de l'entrée du vagin, où elles représentent des feuilles de myrte. Elles font rouges, fermes, relevées dans les filles pucelles, (fig. 1 & 3 , Pl. III.) & felon quelques anatomistes, elles se joignent l'une à l'autre par quelques fibrilles fort déliées qui les tiennent assujetties ensemble. Beaucoup d'autres observateurs prétendent que ces parties ne font que des portions de l'hymen déchiré. Si cela étoit, on chercheroit inutilement les caroncules myrtiformes dans l'état de virginité, puifque leur présence feroit un figne de la défloration.

Les parties externes de la femme qui servent à la génération, font exposées à des accidens dont la plupart néanmoins font des vices de conformation que l'on apporte en naissant, & auxquels la Chirurgie peut remédier.

Quelquefois les grandes lèvres font unies de manière que l'on n'observe pas de vulve ; on fait une incision pour féparer ces deux parties, & l'opération eft absolument nécessaire. Si c'eft une membrane qui bouche feu-

II. Partie.   R

lement l'entrée du vagin, il faut encore déboucher ce conduit, & on y introduit une canule pour maintenir l'ouverture [*a*]. Une fille étant imperforée de naiſſance, rendoit les urines & le ſang menſtruel par l'anus ; cependant elle devint enceinte. Comme elle ſentoit à ces parties une grande démangeaiſon & une exceſſive chaleur, elle y fit de fréquentes fomentations ; la membrane qui bouchoit l'ouverture s'attendrit, ſe déchira & livra paſſage à l'enfant. Sur la plainte d'un homme contre ſa femme pour avoir trouvé des obſtacles invincibles à la conſommation du mariage, le Juge ordonna une viſite. On trouva l'orifice externe fermé d'une chaire ſolide & naturelle, ayant ſeulement un trou à peine aſſez grand pour admettre l'introduction d'une ſonde ordinaire. Nonobſtant cet obſtacle, elle devint groſſe. On lui coupa cette chair, qui étoit de deux travers de doigt d'étendue, & d'un demi pouce d'épaiſſeur (*b*).

---

[a] Voyez Ambroiſe Paré, liv. XXIV. chap. I.

(b] *Bibliothéque raiſonnée de Médecine*, &c. tome XVI. art. *Imperfections.*

IL faut suppofer dans ces deux obfervations, qu'il exiftoit, dans l'obftacle même à l'introduction de la verge, un conduit capable de recevoir la liqueur féminale & de la tranfmettre jufqu'au col de la matrice ; à moins que l'on n'aime mieux admettre le fyftême de Mr. de Buffon ; & dans ce cas, en regardant la femence comme une liqueur dont la partie active & prolifique peut pénétrer à travers le tiffu des membranes les plus ferrées, on imaginera aifément comment des femmes imperforées ont pu concevoir.

Il s'eft trouvé des filles injuftement foupçonnées de groffeffe, parce qu'une membrane qui bouchoit exactement le conduit de la pudeur, s'oppofoit à l'éruption du flux menftruel. Les livres de Médecine font remplis de pareilles obfervations ; on y voit que cette incommodité a toujours ceffé dès que l'on a pu donner un paffage à l'amas de fang qui en impofoit.

L'ORIFICE du vagin fe trouve couvert extérieurement par les mufcles du clitoris, qu'on a nommé *accélérateurs* ; ils font comme le fphincter du vagin, dont ils refferrent & rétreciffent l'orifice dans certaines circonstances. C'est aussi par le moyen de ces muscles que quelques femmes ont la faculté de serrer les lèvres de la vulve selon leur volonté. Sous ces muscles on découvre un lacis admirable de petits vaisseaux sanguins, qui font un corps particulier nommé *plexus rétiforme*, sous lequel se rencontre de chaque côté une glande, dont le conduit excréteur vient s'ouvrir à l'orifice du vagin.

Les glandes que l'on trouve dans cette partie, y sont nécessaires pour la lubréfier, & faciliter l'introduction du membre viril, qui ne seroit pas toujours aisée, si le conduit eût été privé d'une humidité qui en empêche le trop grand resserrement.

Les parties dont j'ai parlé jusqu'ici, paroissent d'abord n'avoir qu'une très-petite liaison avec celles qui me restent à décrire, & néanmoins leur correspondance est si intime, qu'il est rare que l'accident, même le plus léger, ne se communique de l'une à l'autre. Elles participent également au plaisir ; & durant la jouissance, toutes ces parties, dans plusieurs femmes, semblent partager la titillation voluptueuse qui agite le clitoris. Celui-ci, que la Nature a fait pour être le trône de la volupté dans les femmes, ne contribue en rien à la génération proprement dite, mais son action influe sur la matrice, & lui communique une forte d'agitation qui lui est nécessaire pour remplir le but que la Nature s'est proposé dans l'union des sexes.

Ce n'est que lorsque l'on est parvenu à la matrice, que commence le mystère de la génération ; jusqu'alors tout est soumis aux sens, mais ici les ténèbres remplacent la lumière ; & l'homme, en marchant dans cette obscurité, essaie différens systèmes, qu'il s'efforce d'étayer par des observations, que chacun tourne favorablement, & adapte à l'hypothèse qu'il propose.

De toutes les parties intérieures de la femme, qui servent à la génération, la plus considérable est la matrice. (3, Pl. I. 1, fig. 2, Pl. IV.) Sa figure approche de celle d'une poire, ou d'une bouteille renversée, applatie dans sa partie postérieure & antérieure ; cette figure change dans la grossesse, la matrice se trouvant pour-lors pres-

que ronde. [5, 6, 7, Pl. XII.] Quant
à fa grandeur, on obferve que dans une
femme qui n'eft point enceinte, elle
a pour l'ordinaire trois à quatre travers de doigt de longueur fur un pouce
d'épaiffeur ; on fait qu'elle eft fufcepti-
ble d'une extenfion confidérable lorfqu'elle contient le fœtus. (Pl. XIII,
fig. 1, 2.) Dans les filles, l'orifice de
la matrice eft fi étroit, qu'on a de la
peine à y introduire un ftylet, [Pl.
III. fig. 1 & 2.) & que fa cavité peut
tout au plus contenir une groffe féve.
Sa fituation eft entre la veffie, [2,
Pl. I.] & l'inteftin rectum, de manière que fon fond eft en haut & en
arrière, & le col ou l'orifice eft en bas
& avancé fur le devant. Ce que j'ai
nommé orifice externe de la matrice,
eft le vagin ; mais l'orifice externe proprement dit, eft le col, (2, fig. 2, Pl.
IV.) auquel aboutit le vagin ; & la
partie qui regarde la cavité de la matrice eft, felon les anatomiftes, le véritable orifice interne. Il s'ouvre dans
le conduit de la pudeur par une fente
tranfverfale, qui lui a fait donner le
nom de *mufeau de tanche*. [1, 2, Pl.
XIII.]

La substance de la matrice est assez ferme dans les femmes qui ne sont point enceintes ; mais elle perd de sa fermeté à mesure que la grossesse avance : & l'on observe que dans les derniers mois, elle est composée principalement d'un grand nombre de vaisseaux sanguins, & de fibres dont la plupart sont charnues. La surface interne est parsemée de beaucoup de petits pores, & de petits vaisseaux qui distillent le sang qui doit être évacué chaque mois. On y observe aussi des mamelons, & de petits pelotons glanduleux qui laissent échapper une humeur glaireuse. Ces derniers grossissent, deviennent très-sensibles après la conception, & s'adaptent avec le *placenta.* (3 , fig. 1 ; 4 , fig. 2 , Pl. XIII.)

La cavité de la matrice a trois ouvertures sensibles, dont l'une répond à son col, & c'est par ce conduit que l'homme transmet la liqueur séminale ; les deux autres, situées aux parties latérales du fond, sont l'extrémité des deux conduits qu'on appelle les *trompes de Fallope.* (3 , fig. 2, Pl. IV.) Ces trompes ont leur ouverture si fine, lorsqu'elles pénètrent dans la matrice, qu'à peine peut-on y paſſer une ſoie de porc : (1 , Pl. XII.) à meſure qu'elles s'éloignent elles s'élargiſſent, (2, 3, Pl. *idem.*) & forment à leur extrêmité la plus diſtante de la matrice, une expanſion membraneuſe & muſculeuſe, qu'on appelle le *pavillon de la trompe*, dont le bord eſt terminé par de petites dents muſculeuſes, inégales, qui ont fait nommer cette partie *morceau frangé.* (4 , Pl. *idem.*)

Cette extrêmité de la trompe ſe trouve unie en partie à deux corps blanchâtres, ovales, un peu applatis, ſitués aux côtés de la matrice, auxquels on a donné le nom d'*ovaires*, [4, 4, Pl. I.] & que les anciens & pluſieurs modernes appellent les *teſticules* de la femme. Ces corps, conſidérés iutérieurement, paroiſſent contenir un nombre prodigieux de petits ſacs véſiculeux remplis d'une liqueur fort claire; on leur donne le nom d'*œufs*, & le tiſſu ſpongieux qui les entoure paroît fournir à chacun une eſpèce d'écorce. Ces petits œufs contiennent, ſelon quelques Anatomiſtes, les individus auxquels la femme doit donner la vie, après qu'ils auront été fécondés par

l'homme ; selon d'autres, la liqueur
renfermée dans ces vésicules, est une
véritable semence prolifique qui doit
se mêler avec celle de l'homme pour
la génération. Ces deux sentimens di-
visent les Physiciens, & nous verrons
ailleurs les raisons qu'ils exposent pour
soutenir chacun leur hypothèse.

La matrice, les trompes, les ovaires, & deux cordons nommés *ligamens
ronds*, qui maintiennent la matrice,
sont enveloppés dans deux replis du
péritoine, que l'on a appellé ligamens
larges. Dionis croit, avec assez de
vraisemblance, que les ligamens ronds,
qu'il nomme *ligamens inférieurs*, servent à tirer le fond de la matrice en
bas pendant le coït, & à l'approcher de
l'orifice externe, pour recevoir la semence dans le moment de l'éjaculation.
» Cette pensée, dit notre Anatomis-
» te, s'accorde assez avec ce que nous
» voyons arriver tous les jours ; car un
» homme qui a la verge courte, ou
» qui ne l'introduit qu'à moitié dans
» le vagin, ne laisse pas que de faire
» des enfans, parce que les ligamens
» tirant la matrice en bas, l'amènent
» au devant de la semence pour la rece-

» voir , & ils l'approchent quelquefois
» fi près de l'orifice externe , qu'il y
» a eu des filles qui font devenues
» groffes, quoiqu'il n'y ait point eu
» d'intromiffion , & que l'éjaculation
» ne fe fût faite qu'à l'entrée. » [a]

LES vaiffeaux de toute efpèce qui fe
diftribuent aux parties de la génération , font, comme dans les hommes ,
divifés en des ramifications infinies.
Les femmes ont également des vaiffeaux fpermatiques [5 , 5 , Pl. I.] auxquels on accorde la même fonction qu'à
ceux que l'on obferve dans l'homme ;
favoir la filtration de la liqueur prolifique ; ce que conteftent les Auteurs
qui fuivent le fyftême des œufs.

LES parties que l'on vient d'expofer
fuccinctement font fujettes à certaines
variétés qui paroiffent ne point fuivre
le cours ordinaire de la Nature. J'ai
parlé de celles que l'on a obfervées dans
le clitoris & les nymphes ; mais une
difformité fingulière, affectée à certains
peuples , offre aux Naturaliftes un vafte
champ de réflexions. Les femmes des

---

[a] *Anatomie* , quatrième Démonftration.

Hottentots ont une espèce d'excroissance, ou de peau dure & large, qui leur croît au dessus de l'os *pubis*, & qui descend jusqu'au milieu des cuisses, en forme de tablier ; les voyageurs disent la même chose des femmes Egyptiennes, mais ils ajoutent qu'elles ne laissent pas croître cette peau, & qu'elles la brûlent avec des fers chauds. M. de Buffon doute que cela soit aussi vrai des Egyptiennes que des Hottentotes ; quoiqu'il en soit, dit cet Auteur célèbre, toutes les femmes naturelles du Cap sont sujettes à cette monstrueuse difformité, qu'elles découvrent à ceux qui ont assez de curiosité ou d'intrépidité pour demander à la voir ou à la toucher (*a*).

Il est d'autres variétés que l'on ne trouve que dans quelques individus. M. Littre, en disséquant une petite fille morte à l'âge de deux mois, trouva qu'elle avoit le vagin partagé par une cloison charnue, perpendiculaire, en deux cavités égales : chacune de ces cavités aboutissoit à une matrice parti-

______

[a] *Histoire Naturelle*, tom. IV. *Des variétés de l'espèce humaine.*

culière. M. Littre préfume que fi cette fille avoit vécu, & qu'elle eût été mariée, elle auroit pu concevoir en différentes approches, tantôt par l'une des parties de fa matrice, & tantôt par l'autre, felon que la femence de l'homme auroit été portée à l'une ou l'autre de ces cavités [a].

ON trouve dans le *Journal de Médecine*, une obfervation qui conftate encore la poffibilité de deux matrices dans un même fujet (b). Une femme qui mourut à Paris, âgé de trente-deux ans, avoit auffi deux matrices, placées de façon que la première, & celle qui en même-temps méritoit le nom de matrice, avoit fervi à la conception de plufieurs enfans, qui étoient tous nés à terme, & parfaitement bien conformés. La mère après avoir mis ces enfans au monde, conçut un fœtus dans la feconde matrice, qui ne put fe prêter aux mouvemens & à l'accroiffement du petit être qu'elle contenoit, elle fe rompit, & caufa la mort à la mère & à l'enfant (c).

---

[a] *Mémoires de l'Académie Royale des Sciences,* ann. 1705.

[b] Mois d'Avril 1757.

(c) *Tranfactions philofophiques,* ann. 1669.

On sait que les parties de la génération présentent des variétés singulières dans les *Hermaphrodites*; (1 , 2 ,
3 , 4, 5, Pl. XV.) mais l'observation
extraordinaire, communiquée par M.
Baux, au sujet d'une fille qui n'avoit
aucune marque de sexe, mérite d'être
placée ici. » Il y a déjà plusieurs an-
» nées, dit M. Baux, que l'on nous
» manda, mon père & moi, pour
» voir une fille de quatorze ans, d'un
» très-bon tempérament & d'une très-
» jolie figure, qui étoit si singulière-
» ment constituée, qu'elle fut le sujet
» de notre étonnement & de notre ad-
» miration. Elle n'avoit aucune mar-
» que de sexe , pas la moindre pe-
» tite apparence de parties génitales,
» ni d'anus..... Malgré cette confor-
» mation si bizarre, cette fille avoit
« un très-bon appétit , dormoit bien ,
» & travailloit, avec beaucoup d'au-
» tres jeunes personnes de son sexe,
» à dévider de la soie. Cependant, il
» falloit une issue pour les excrémens :
» la Nature l'avoit pratiquée par la
» voie la plus affreuse & la plus dé-
» goûtante que l'on puisse imaginer. «
(*a*) Jusqu'ici tout ce que l'on voit est

____

(a) Cette infortunée , au bout de deux ou trois

affreux, mais il n'y a rien de furna-
turel. Le reste est du merveilleux. Les
reins, & les conduits urinaires étoient
fans action. Les mamelles y fup-
pléoient, & verfoient dans différens
temps de la journée, une eau claire &
limpide, qui dégageoit la maffe du
fang du liquide fuperflu (*a*).

Cette obfervation, une des plus
finguliéres que l'on connoiffe en médecine, prouve jufqu'à quel point notre
ftructure peut être variée dans les écarts
de la Nature; elle prouve encore, &
c'est ce qu'il y a de plus important à
remarquer, la force de cette même
Nature, qui tend toujours à la confervation de ce qui exifte, & qui em-
ploie, pour y réuffir, les moyens les
plus extraordinaires.

L'usage des parties, qui dans
l'homme fervent à la génération, est

___

jours, éprouvoit à la région ombilicale, une douleur fourde, qui fe changeoit en irritation affez vive, & qui augmentoit au point que les naufées fur-
venoient, que l'eftomac fe foulevoit & rejettoit de
véritables matières fécales.

(*a*) L'Auteur de cette obfervation, Médecin ag-
grégé au collége de Médecine de Nifmes, de l'académie Royale de la même Ville, &c. la termine ainfi.
» J'ai été témoin avec mon père, de la vérité de
» ces deux faits que j'attefte, & que je ne prétends
» pas expliquer. Je ne fais ce qu'eft devenue cette
» fille. » *Voyez le Journal de Médecine*, Janvier
1758.

plus facile à développer que celui des parties de la femme. On ne peut disconvenir que dans le mâle, les testicules ne servent à filtrer l'humeur séminale, & que la verge ne soit destinée à la transmettre dans la matrice : au lieu que les testicules de la femme [4 , 4 , Pl. I.] sont regardés comme étant un composé d'œufs, par une partie des Anatomistes, & comme filtrant une véritable semence par l'autre partie des observateurs. Ces différentes opinions jettent nécessairement de l'obscurité sur l'usage des organes que nous avons décrits..

En effet, si la femme n'a pas une véritable semence, ce qui est problématique, il faut regarder le clitoris comme le seul agent du plaisir ; mais comment la seule érection de cette partie peut-elle remplacer, dans la jouissance, les avantages que la Nature a accordés aux hommes ? Les nerfs qui entrent dans la composition de la verge en rendent l'extrémité d'une sensibilité exquise, mais l'érection seule ne suffit pas pour appeler ces sensations voluptueuses d'où naît le plaisir.

Si les ovaires sont, comme les testicules, deftinés à filtrer une humeur féminale, le fyftême de la génération par des œufs s'écroule ; mais auffi on explique comment la femme partage les embraffemens de l'homme avec autant d'ardeur que lui. En fuivant ce fyftême, il doit réfulter que la génération, pour avoir lieu, exige une correfpondance exacte dans les individus des deux fexes qui y concourent....... Eh ! combien de femmes conçoivent fans éprouver aucune fenfation qui annonce la rencontre, ou même l'épanchement des fluides féminaux ! Combien d'hommes laiffent une nombreufe poftérité fans que celle qui lui a donné la vie, ait fenti les douceurs qui accompagnent la copulation ! L'humeur que fournit les proftates, & celle qui s'exprime des glandes qu'on obferve dans le conduit de la pudeur & à l'orifice de la matrice, peuvent-elles, durant la jouiffance, caufer le plaifir qui l'accompagne ? C'eft ce que je me garderai bien de décider. Je n'affurerai pas non plus, comme l'a fait un Médecin très-connu par fes ouvrages (a) que le plaifir

______

(a) M. de la Mettrie. *Art de faire des garçons, tom.* II.

plaisir est causé par les *vibrations*, si je peux m'exprimer ainsi, de la valvule, ou soupape qui ferme le passage de la liqueur prolifique, lorsqu'elle tend à s'échapper. Le plaisir est, selon cet Auteur, une sensation qui auroit pour cause une opération méchanique, indépendante de l'action du fluide séminal sur les vésicules qui le contiennent; le plaisir ne seroit plus alors un éclair qui naît & meurt au même instant; on pourroit en quelque façon le fixer; il deviendroit même une sensation étrangère à ce qui le produit ordinairement.... Hé quoi! la Nature qui a attaché le plaisir à l'acte qui perpétue les espèces, l'en auroit rendu indépendant!..... Les hommes qui ne le font pas encore, ceux qui ne l'ont jamais été, ceux qui ne le font plus, auroient des avantages sur les hommes, que l'âge, la force, le tempérament favorisent! Non, non, la Nature ne fera pas envier à l'*homme*, les plaisirs stériles de l'*eunuque*; le premier connoîtra la volupté dans toute son étendue, & l'autre n'aura que des desirs impuissans comme lui-même.

II. Partie. S

IL faut conclure que la caufe immédiate du plaifir dans les femmes eft encore inconnue , ou il faut admettre deux caufes qui peuvent lui donner lieu ; l'extrême fenfibilité du clitoris dans une partie des femmes , & l'émiffion d'une liqueur quelconque dans l'autre.

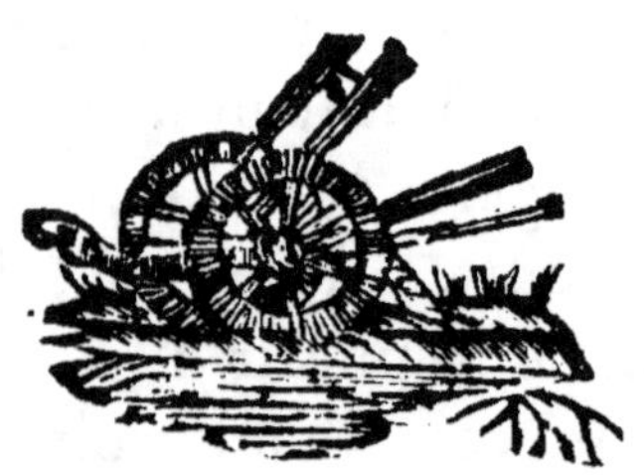

CHAPITRE VI.

De la Puberté.

LA Nature, par des gradations que l'amour-propre rend presque toujours insensibles, fait passer l'homme de l'âge viril à la vieillesse : le passage de l'enfance à la puberté est beaucoup plus sensible. L'enfant qui entre dans l'adolescence, plus susceptible d'impressions physiques, puisqu'avant ce terme la Nature ne lui fournissoit que ce qui étoit nécessaire pour sa nourriture & son accroissement, sent peu à peu les principes de vie se multiplier en lui. Ses forces augmentent ; un feu jusqu'alors inconnu anime son imagination, fait naître des désirs dont il cherche inutilement à démêler le caractère. Les pulsations de son cœur augmentent par intervalles ; une douce langueur y succède : l'enfant inquiété par les changemens qui commencent à se faire dans sa constitution, s'agite dans un temps, devient triste & réveur dans un autre : il ne fort de cet état que lorfque la Nature ayant achevé fon ouvrage, parle clairement à l'individu. C'eft alors que fes défirs ont un objet, & que l'homme fe préfente fur le théâtre des paffions qui doivent l'agiter.

C'EST vers l'âge de douze ans pour les filles, & de quatorze ans pour les garçons, que la puberté commence la révolution qui doit perfectionner & achever leur exiftence.

UNE efpèce d'engourdiffement, quelquefois accompagné de douleur, fe fait fentir aux aines & fe communique dans prefque toutes les jointures des membres. On éprouve en même temps une fenfation, jufqu'alors inconnue, dans les parties des fexes qui doivent concourir à la génération ; ces parties prennent de l'accroiffement, fe couvrent de petits filamens qui doivent les voiler : le fon de la voix change, il devient rauque & inégal, & enfuite plein, affuré, grave. Ce changement dans la voix, qui eft très-fenfible dans les hommes, l'eft moins dans les femmes, parce que le fon de leur

voix eſt naturellement plus aigu ; mais
une oreille délicate & attentive le diftingue aiſément.

CES ſignes qui annoncent la puberté
ſont communs aux deux ſexes ; il y en
a néanmoins de particuliers à chacun.
L'éruption des menſtrues, l'accroîſſement du ſein pour les femmes ; la barbe & l'émiſſion de la liqueur ſéminale
pour les hommes. Il eſt vrai que ces
ſignes ne ſont pas auſſi conſtans les uns
que les autres ; la barbe, par exemple,
ne paroît pas toujours préciſément au
temps de la puberté ; il y a même des
Nations entières où les hommes n'ont
preſque point de barbe, & il n'y a au
contraire aucun peuple chez qui la puberté des femmes ne ſoit marquée par
l'accroîſſement des mamelles (*a*).

LES Sauvages de l'Amérique, en
général, n'ont rien qui indique la puberté, étant privés de poils au menton, & les parties ſexuelles n'en étant
pas couvertes. Les femmes dans pluſieurs cantons de cette partie du monde, n'ont en aucun temps l'écoulement périodique, qui ailleurs annonce
la puberté (*b*).

(*a*) *Hiſt. Nat.* de M. de Buffon, vol. IV.
(*b*) Voyez *les Voyages* du Baron de la Hontan,

IL feroit donc en quelque façon impoffible de fixer l'époque générale à laquelle les individus peuvent engendrer, puifque chez les Sauvages ce qui pourroit annoncer la puberté des hommes & des femmes n'a pas lieu ; je veux dire, l'apparition du poil & de la barbe, & celle des menftrues. L'émiffion de la liqueur féminale, & l'accoiffement des mamelles, peuvent feuls l'annoncer ; mais même parmi les Sauvages, que d'individus n'attendent pas ces marques de puiffance, pour fe livrer à des excès prématurés !

IL faut, & ceci eft effentiel, diftinguer la puberté naturelle de la puberté qu'on me permettra de nommer *factice*. Celle-ci doit fa naiffance aux liaifons dangereufes, aux lectures obfcènes, aux alimens fucculens, à tout ce qui peut enflammer l'imagination ; l'autre eft l'ouvrage de la Nature. L'enfant fur lequel elle agit feule, voit affez tranquillement les changemens qui s'opè-

---

tom. II. *Voyage au Pérou*, de Dom. Juan, tom. II. *La défenfe des recherches philofophiques fur les Américains*, chap. IV, &c.

rent en lui ; la liqueur précieuse qui les cause, étant séparée du sang, y rentre perfectionnée, imprégnée d'esprits ; & reprenant les voies de la circulation, porte dans toutes les parties la force & la santé…. Regardez cet adolescent déjà vigoureux, qui exerce son corps aux travaux champêtres ; un léger duvet paroît à peine sur son menton, ses membres musculeux se prêtent avec souplesse à tout ce qu'il entreprend, rien d'extérieur n'accélère en lui le développement de la puberté…. La Nature fait pour lui ce qu'elle fait pour les arbres, pendant la saison rigoureuse de l'hiver : on la croit endormie, tandis qu'elle dispose & prépare la sève à donner des productions aux premières chaleurs du printemps. Mettez en opposition à ce tableau, un enfant abandonné aux vices, qui ne sont que trop communs dans la société : les desirs de celui-ci préviennent la Nature, & l'acte devance le tempérament. Long-temps avant le terme fixé pour jouir, des efforts multipliés lui ont fait connoître l'image du plaisir ; il ne connoîtra que cela ; la volupté est conduite par la Nature ; celui qui la prévient énerve des organes qui se refuseront plus tard aux aiguillons de l'amour : c'est une plante que la vanité cultive, mais qui se desséchera peu à peu, épuisée par des productions trop hâtives.

Si l'époque où nous devons jouir, n'est pas marquée généralement par des signes extérieurs chez tous les peuples de l'univers ; & si les mœurs, le climat influent sur le plus ou moins de précocité à la puissance, il est cependant, pour chaque individu, un temps marqué par la Nature. On le reconnoît à la force qui agite les organes délicats sur lesquels la puberté influe, & à l'affluence des principes génératifs qui excitent le désir. Pour bien entendre ceci, il faut emprunter le sentiment de M. de Buffon, & nous verrons alors de quelle importance il est pour la santé de savoir distinguer l'époque où l'homme peut produire son semblable.

» Se nourrir, se développer & se
» reproduire, sont les effets d'une seule
» & même cause. Le corps organisé se
» nourrit par les parties des alimens
» qui lui sont analogues ; il se déve-
» loppe par la susception intime des
» parties

» parties organiques qui lui convien-
» nent , & il se reproduit , parce qu'il
» contient quelques parties organiques
» qui lui ressemblent (*a*).

DE ces principes fondamentaux ,
M. de Buffon tire des conséquences
générales qui embrassent tous les corps
animés & végétans ; je dois les res-
treindre à mon objet. La nourriture que
l'on donne à l'enfant dès sa naissance ,
renferme, comme celle qu'on lui subs-
tituera dans un âge plus avancé , des
parties qui n'étant point essentielles au
développement, (qui ne sont point
organiques , pour me servir de l'expression de M. de Buffon ,) sont rejetées
hors du corps organisé par la transpira-
tion & par les autres voies excrétoires. Celles qui sont organiques, ou
nutritives , restent & servent au développement & à la nourriture du corps
organisé. Il est très-naturel d'imaginer
que ces dernières, extraites, perfec-
tionnées, comme on l'a vu dans le
chapitre qui traite des parties de l'homme qui servent à la génération , sont
les causes de la réproduction ; soit

____

(*a*) *Histoire Naturelle*, tom. III.

II. Partie.   T

qu'elles contiennent réellement toutes les parties de l'individu auquel elles doivent donner la naissance, ou soit qu'elles ne servent qu'à féconder l'œuf que l'on suppose renfermé dans la femme. Ce n'est qu'en imaginant l'homme dans un degré d'accroissement considérable, qu'on peut croire que le superflu des parties organiques, est obligé, ne trouvant plus autant de facilité à s'introduire dans le tissu des parties, de refluer vers celles qui coopèrent à la génération.

C'est par cette raison, que pendant que le corps croît & se développe, toutes les parties absorbant la nourriture, il y en a très-peu de renvoyées de chacune de ces parties; le corps prend de l'accroissement, mais il n'est point en état de produire. Il faut qu'il ait pris la plus grande partie de son accroissement, qu'il n'ait plus besoin d'une aussi grande quantité de nourriture pour se développer, avant que la substance qui doit faire la liqueur séminale, soit renvoyée de toutes les parties dans les organes qui doivent la séparer du sang.

» LA liqueur séminale arrive &

» remplit les réfervoirs qui lui font
» préparés, & lorfque la plénitude eft
» trop grande, elle force, même fans
» aucune provocation & pendant le
» fommeil, la réfiftance des vaiffeaux
» qui la contiennent, pour fe répan-
» dre au dehors (a). » C'eft alors que
l'homme eft dans l'âge de puberté,
& que la jeuneffe bouillante, dit Montaigne, *s'échauffe fi avant en fon har-
nois toute endormie, qu'elle affouvit en
fonge fes amoureux defirs* [b].

TELLE eft la puberté vers laquelle
le temps nous conduit peu à peu, &
c'eft faire beaucoup pour notre fanté,
que d'attendre les fignes les moins équivoques de puiffance, pour nous livrer
au plaifir. En parlant de la ftérilité,
j'ai fait voir quels avantages il réfultoit
pour chaque individu, de retarder le
plus qu'il eft poffible les facrifices que
chaque homme doit à l'amour. On a vu
quels hommes étoient les Gaulois, eux
qui déshonoroient ceux qui connoif-
foient les femmes avant l'âge de vingt
accomplis.

____

(a) *Hiftoire Naturelle*, tom. IV.
(b) Livre premier, chap. XX.

Les jeunes gens, qu'une imagination enflammée porte vers les plaisirs avant qu'ils en soient capables, déterminent, par des actes violens & par des irritations continuelles, la matière de leur accroissement à se porter dans les réservoirs où elle ne devroit arriver que plus tard. Ces hommes se creusent un précipice sur le chemin de la volupté; ils s'énervent; bientôt la perte des esprits dérange les fonctions; ils maigrissent, cessent de croître, tombent dans le marasme (a), & meurent; ou végétant tristement, ils cessent d'être hommes au moment où ils devroient commencer à l'être.

Une des raisons pour lesquelles les hommes croient ordinairement que les femmes sont beaucoup plus portées qu'eux vers le physique de l'amour, est l'accélération de la puberté chez-elles. En effet, en puissance elles devancent les hommes; & dans tous les pays, les filles sont plus précoces de

---

(a) Cette maladie est l'amaigrissement & consomption de tout le corps. Cet état est quelquefois affreux; dans le dernier degré, le corps paroît comme un squelette, la peau collée sur les os, le ventre comme attaché au dos, le visage pâle & terreux, les yeux enfoncés, les tempes abattues, &c. &c.

quelques années que les garçons. On trouve la raison de cette disparité dans la constitution des femmes. Elles font plus petites en général & plus foibles que les hommes ; leur tempérament est plus délicat, par conséquent, elles ne doivent pas avoir besoin d'un temps aussi considérable qu'il le faut pour les hommes, avant que d'avoir pris leur accroissement. Les hommes plus grands, plus forts, ayant les os plus massifs, on doit préfumer que le temps nécessaire à l'accroissement de leur corps, doit être plus long ; puisque c'est d'après cet accroissement pris, du moins pour la plus grande partie, que le superflu de la matière nutritive commence à être renvoyé de toutes les parties du corps dans les parties de la génération des deux sexes ; cette matière doit être renvoyée plutôt dans les femmes que dans les hommes, parce que leur accroissement se fait en moins de temps, qu'en total il est moindre, & que les femmes font réellement plus petites que les hommes. (*a*)

En admettant ces idées sur la nutri-

____

(*a*) Voyez l'*Histoire Naturelle*, tom. IV.

tion & l'accroissement, il est facile de résoudre & d'expliquer plusieurs faits relatifs à la génération. La liqueur prolifique est moins abondante dans la jeunesse, parce que les parties prenant encore de l'accroissement, la matière de cette humeur y est employée. Les hommes dont le corps est maigre sans être décharné, ou charnu sans être gras, font plus propres au mariage que ceux qui ont un embonpoint considérable, & dont la graisse s'entretient aux dépens de la liqueur séminale ; parce que chez les premiers, le tissu des parties étant serré, ces parties qui ne prennent plus, pour ainsi dire, d'accroissement, renvoient la matière nutritive aux parties de la génération. Par la même raison, les hommes deviennent d'autant plus capables de procéder à la génération, qu'ils approchent plus de leur perfection physique.

L'EXEMPLE des animaux, qui, ne connoissant aucun des moyens que la soif de jouir a fait essayer aux hommes, suivent plus exactement qu'eux les loix de la Nature, doit nous instruire sur le temps fixé pour les plaisirs. Parmi les animaux, du moins pour la plupart, [car les poissons entr'autres font ici une exception,] ils ne s'occupent de la réproduction que lorsqu'ils ont fini de croître ; & l'accroissement des chiens, par exemple, est presque complet, lorsque les femelles deviennent en chaleur, ou que les mâles commencent à les chercher.

LES voluptueux, les Poëtes *érotiques*, peuvent vanter le plaisir que l'amour fait naître dans les sens intacts des jeunes gens, lorsque ne sachant encore ce qu'est la volupté, ils l'interrogent par de douces agaceries ; mais le vrai plaisir, le seul dont on puisse jouir long-temps, est celui qui s'offre à nos sens lorsqu'ils sont capables d'y répondre, d'en sentir toute la douceur, toute l'énergie, d'en savourer les délicieuses extases, de les prolonger même par d'innocentes ruses. On ne peut se procurer ces détails du plaisir, que les organes n'en soient capables, qu'ils n'aient acquis leur perfection, & ce n'est pas dans l'enfance qu'il faut se promettre cette félicité......... Jeune homme, qui voulez l'être long-temps, attendez que votre tempérament soit décidé, avant que de vous livrer à l'amour : vous mesurerez alors le plaifir felon vos forces. A dix-huit ans, fi vos veines font gonflées d'efprits vivifians qui portent l'empreinte des defirs fur votre vifage ; fi la vue d'une belle femme allume dans vos yeux le flambeau de l'amour ; fi les images folâtres & voluptueufes qui fe jouent de votre imagination pendant le fommeil, frappent vos fens affoupis en donnant le fignal du plaifir aux parties qui en font les organes..... Jeune homme, cherchez une compagne qui augmente & partage avec vous la volupté.

Quoiqu'en général, on puiffe marquer le temps de la puberté, à quatorze ans pour les filles & feize ans pour les garçons ; cet âge varie chez les différens peuples. Dans toutes les parties méridionales de l'Europe & dans les villes, la plupart des filles font pubères à douze ans & les garçons à quatorze ; mais dans les provinces du nord & dans les campagnes, à peine les filles le font-elles à quatorze, & les garçons à feize La puberté eft très-précoce au Royaume de Decan, dans les Etats du Mogol, puifqu'on y marie les filles dès l'âge de huit ans & les garçons à dix ans : il arrive fréquemment qu'il naît des fruits de ces mariages dans la première année. Dans l'Indouftan les enfans font également capables d'être mariés à neuf ou dix ans [a].

CE qui doit déconcerter ceux qui attribuent ces variétés à l'influence du climat exclufivement, c'eft qu'il arrive la même chofe chez une nation qui habite un pays où le froid eft des plus rigoureux. Les Samojèdes occupent la partie feptentrionale de l'Empire Ruffe ; on imagine aifément quel doit être ce pays ; par-tout, ce n'eft que marais glacés, déferts affreux, montagnes couvertes de neiges & de glaces ; c'eft de tous les pays habités de notre continent, celui qui eft le plus froid & le plus horrible. La nature femble même n'y avoir qu'ébauché les êtres animés, puifque d'après les relations des voyageurs (b), les Samojèdes hommes & femmes font très-laids, & qu'on n'obferve aucune différence de phyfionomie

---

[a] *Mélanges curieux & intéreffans*, tom. IX. Voyez auffi ce que nous avons dit à ce fujet au chapitre II. de ce volume.

(b) *Mélanges curieux & intéreffans*, tom. II.

entre les sexes. Quoiqu'il en soit, la puberté est précoce parmi ces individus ; les filles y sont, pour la plupart, mères à onze ou douze ans, ou pour mieux dire une fille cesse de l'être dès qu'elle sait marcher, & un garçon de douze ans peut réjouir son père, qui seroit un jeune homme dans notre climat, en lui présentant son petit-fils.

Il ne faut pas croire que la Nature ait favorisé ces peuples en accélérant la puberté parmi eux ; ces femmes si précoces dans la réproduction, & qui, comme on a vu, sont mères à neuf, à dix, & quelquefois à huit ans (a), cessent d'en être capables avant trente ; elles sentent alors toutes les infirmités de la vieillesse ; car l'usage prématuré du plaisir, dans les pays mêmes où la Nature semble avoir avancé le moment où l'on peut le faire éclorre, hâte le terme de notre destruction. Quoique les nègres de Guinée soient d'une santé ferme & très-bonne, rarement arrivent-ils à une certaine vieillesse : ils

____

(a) Mandelshof a vu aux Indes, une fille qui avoit les mamelles formées à deux ans ; elle fut réglée à trois & accoucha à cinq. Voyez le *Dictionnaire raisonné d'Anatomie*, art. RÈGLES.

paroiffent vieux dès l'âge de quarante
ans : eh ! peut - on en accufer autre
chofe, que les excès de débauche, fur-
tout avec les femmes ? Rien de fi rare,
dit M. de Buffon, que de trouver dans
ce peuple, quelque fille qui puiffe fe
fouvenir du temps auquel elle a ceffé
d'être vierge (*a*).

La puberté accélérée, que j'ai diftin-
guée en *factice* & en *naturelle*, dépend
du climat & des mœurs. Il n'eft pas
furprenant que la Nature dans les climats chauds prépare de bonne heure
les germes, qui par-tout ailleurs doivent éclorre plus tard. Si chez certains
peuples (les Samojèdes, par exemple,)
les individus font pubères à un age qui
doit étonner fous un climat auffi rigoureux, il en faut chercher la caufe dans
les mœurs. En effet, les hommes que
le froid exceffif oblige de vivre prefque
toute l'année dans des cabanes, où
toute une famille preffée étroitement
n'a rien de caché pour chacun des membres qui la compofent, doivent acquérir dès leur plus tendre jeuneffe des
connoiffances capables d'irriter les de-

(*a*) Voyez l'*Hiftoire Naturelle*, tom. VI.

sirs. C'est ce que M. l'Abbé Chappe a
très-bien observé dans son voyage en
Russie. Il a vu dans différentes provinces de ce vaste empire, où le froid est
très-rigoureux, la débauche effrénée
régner parmi la jeunesse. » La manière
» dont vivent ces peuples dans leurs
» chaumières, dit notre Académicien,
» est bien propre à accélérer le dépé-
» rissement de l'espèce humaine, à cause
» de l'excès du libertinage qu'elle y
» occasionne... Ils ne connoissent point
» l'usage des lits, ils couchent pêle-
» mêle presque nuds sur des bancs &
» sur des poëles : les pères & mères ne
» sauroient jouir des droits du maria-
» ge, que leurs enfans n'en soient té-
» moins. La jeunesse plutôt instruite
» qu'ailleurs, a trop de facilité pour
» ne pas se livrer à la dissolution. Aussi
» est-on obligé de les marier de bonne-
» heure, pour prévenir les désor-
» dres [a]. »

C'est par cette corruption de mœurs
que l'on peut rendre raison de la puberté précoce de quelques peuples du
nord, puisque suivant l'opinion de

______

[a] *Voyage en Sibérie*, tom. prem. partie première.

presque tous les philosophes, le tempérament agit moins dans les climats du nord, que dans ceux du midi. Les septentrionaux sont moins portés aux plaisirs de l'amour. Ce sentiment est chaste & légitime parmi eux, dit encore l'Abbé Chappe (a), & presque toujours criminel parmi les peuples méridionaux.

LES hommes seront donc pubères de meilleure heure, en raison de la chaleur du climat, & aussi de la dépravation des mœurs. Ils seront aussi plus robustes en raison de ce que la puberté, soit par l'influence du climat ou des mœurs, sera plus tardive.

ON voit quelquefois sous notre climat des exemples précoces de puberté. Le célèbre Joubert, Chancelier de l'Université de Montpellier, a vu en Gascogne, une fille nommée *Jeanne de Peirie*, qui mit un enfant au monde à la fin de sa neuvième année. St. Jérôme assure qu'un enfant de dix ans fit goûter les plaisirs de l'amour à une nourrice avec laquelle il couchoit, &

____

(a) *Idem.* pag. 258.

qu'enfin elle devint enceinte [a]. Dans
un village à deux ou trois lieues d'Ypres,
une fille qui n'avoit pas encore neuf
ans, accoucha heureusement en 1684
d'un garçon plein de vie. L'âge de la
fille fut justifié par le registre Baptis-
tère [b]. Il n'y a pas long-temps que
l'on asuroit que Paris avoit donné un
exemple de cette espèce de phénomène.
J'en fis mention dans la première édition de cet ouvrage, d'après le bruit
général qui s'en répandit dans la capitale, où j'étois alors, & où personne
ne paroissoit douter de cet événement
singulier.... Laissons parler M. Savary,
Médecin du Roi, qui en réfutant les
contes qui portent visiblement le sceau
de la fourberie, ne fait aucune grace
à celui dont il est question.... » Tout
» Paris, dit-il, n'a-t-il pas couru en
» foule.... pour voir une petite fille de
» huit ans qu'on faisoit passer pour gros-
» se ? On en a vu ou cru voir tous les
» signes extérieurs: on a imprimé en
» forme de relation tous les détails du

(a) *Tableau de l'Amour conjugal*, II. part. chap.
III. art. 2. *Traité des Eunuques*, II. part. chap. II.
(b) *Journal des Savans*, Mai 1684.

» *viol*, de la *groſſeſſe*, de l'*accouchement*,
» de l'opération *céſarienne* : les papiers
» publics ont annoncé le fait & toutes
» ces circonſtances, juſqu'à nommer
» l'accoucheur, le parrain & la marrai-
» ne... Cependant cette prétendue mer-
» veille n'étoit qu'une impoſture imagi-
» née par la mère de l'enfant pour gagner
» de l'argent aux dépens des gens cré-
» dules » (*a*).

Il eſt plus ordinaire d'obſerver de
petites filles chez qui l'éruption des
menſtrues ſemble annoncer une puberté
des plus précoces, quoiqu'on ne doive
pas regarder comme pubères, celles
qui n'en ont que ce ſeul ſymptôme.

Une petite fille d'un an, jouiſſoit
d'une bonne ſanté, & étoit à cet âge
ſujette à l'écoulement périodique ordinaire aux filles qui entrent en âge de
puberté. Quelques Médecins ont obſervé les règles dans des filles, depuis leur
naiſſance, ſans interruption. On les a
vu paroître à ſix mois, à deux ans,
à trois, à cinq, &c. dans des filles qui
jouiſſoient également d'une bonne ſan-

___

(*a*) Voyez la Préface du tom. VII. de la *Collec-*
tion Académique, partie étrangère ; & le premier
de la Médecine ſéparée.

té (*a*). Un enfant âgé de quatre ans,
avoit les mamelles, & les parties qui
caractérifent fon fexe, formées comme
dans une fille de dix-huit ans ; fa hau-
teur étoit de trois pieds & demi (*b*).
Le même auteur, de qui j'emprunte
cette obfervation, donne l'hiftoire d'un
enfant de fix mois, qui commençoit à
marcher : à quatre ans, il paroiffoit
capable de génération ; à fept ans, il
avoit de la barbe, & la taille d'un
homme. Un autre enfant, avoit à quatre ans, quatre pieds huit pouces &
demi de haut. Il prenoit des bottes de
foin de quinze livres, qu'il jetoit dans
les rateliers des chevaux.

Il náquit aux environs de Prague,
un enfant en qui la Nature avoit tellement avancé le terme du développement, qu'à l'âge de trois ans il battoit
le grain à la grange, & étoit en état de
foutenir

(*a*) Voyez *les Obfervations rares de Médecine,
d'anatomie*, &c. par Wander Wiel, tom. I. Le
Journal des Savans, Février 1683. La *Collection
Académique*, tom. I. pag. 296. tom. III. pag. 131
& 263, &c. &c.

(*b*) *Bibliothéque choifie de Médecine*, tom. I. art.
Accroissement.

soutenir les travaux les plus pénibles de la campagne, comme les plus robustes paysans ; il commença à cet âge d'avoir de la barbe, & les parties qui le couvrent de poils en parurent garnies. A douze ans & demi, il fut un homme fait, grand, robuste, & demandoit le mariage avec les instances les plus vives (*a*).

Une femme du Diocèse du Mans, accoucha d'un garçon qui avoit en naissant une grande chevelure blonde. A six mois, il avoit la tête & le tronc du corps aussi gros qu'un homme de trente ans ; & les parties de la génération, couvertes de poils très-épais & très-longs, étoient favorisées de certains mouvemens qui ne sont point ordinaires aux enfans. Il mourut âgé de quatre ans [*b*].

Au mois de Juillet 1753, il naquit à Cahors un enfant, que l'on put croire en pleine puberté vers l'âge de quatre ans. Les parties sexuelles avoient acquis alors le volume, & *exactement* toute

---

(*a*) *Collection Académique*, tom. III. pag. 667.
[*b*] *Journal des Savans.* Février 1672.

II. Partie. V

la forme extérieure qu'elles doivent avoir dans un homme de trente ans, *bien conformé*. Il eut alors un penchant décidé pour le sexe. Il aime, dit le Médecin qui a communiqué cette observation, à se trouver avec les filles, sur-tout quand elles sont *nubiles* ; & quand il est auprès d'elles, il donne tous les signes extérieurs d'une passion très-sérieuse. Sa physionomie enfantine, & sa raison qui n'est guère plus formée qu'elle ne l'est communément à son âge, font un contraste singulier avec son maintien passionné & ses désirs amoureux. Sa voix n'est pas moins merveilleuse que le reste ; c'est une basse-taille, &c. &c. (*a*)

APRÈS les principes établis sur la nutrition & l'accroissement des corps, ces exemples singuliers ne sont pas faciles à

____

(*a*) Cette observation, communiquée par M. Fages de Cazelles, Médecin du Roi à Cahors, est insérée dans le *Journal de Médecine*, du mois de Janvier, année 1759. On peut y voir quelle est l'étendue de la voix de cet enfant extraordinaire, sa force, &c. Détails qui auroient pu paroître étrangers à mon objet. On trouve encore dans le même Journal (Septembre 1757) l'histoire d'un enfant très-précoce, par M. Nicolas du Saulsoy, Médecin à Fougères. La forme des parties de la génération de cet enfant, auroit pu dès l'âge de trois ans, faire honneur à un homme accompli.

expliquer... Eh ! qui voudroit l'entreprendre ? Ce qui est extraordinaire, est hors des loix de la Nature, & par conséquent inexplicable. Le physicien qui étudie la formation, le développement, l'accroissement des êtres organisés, dans la Nature toujours constante & uniforme, peut quelquefois expliquer ses opérations, mais s'il la considère dans ses différens écarts, il faut qu'il avoue sa foiblesse. Il en est à peu près des facultés corporelles extraordinaires, comme de celles de l'esprit : des enfans ont donné, dans l'âge le plus tendre, des preuves de la sagacité & de l'élévation de leur génie ; on n'a pu trouver l'explication de ces prodiges, on s'est contenté d'en faire l'histoire (a) Nous sommes forcés d'en user de même à l'égard des hommes qu'on diroit que la Nature a voulu *finir* presqu'en *ébauchant* son ouvrage.

Il y a encore une ressemblance marquée entre les enfans fameux par leurs

---

(a) M. Baillet a donné en 1668, *l'Histoire des enfans devenus célèbres par leurs études & par leurs écrits.* Cet ouvrage fut fait pour l'éducation du fils de M. de Lamoignon, alors Avocat-général, qui étoit confiée aux soins de M. Baillet. Voyez l'*Histoire des ouvrages des Savans*, Mai 1665.

qualités spirituelles, & ceux dont il est ici question. La Nature qui a tout fait pour eux dès le berceau, semble s'être épuisée, & avoir accéléré le terme de la vieillesse. Hermogène, qui professoit la rhétorique à quinze ans avec beaucoup de réputation, oublia tout ce qu'il savoit à vingt-quatre; & c'est avec raison qu'on a comparé les enfans dont l'esprit étoit un prodige, à ces insectes éphémères qui naissent le matin, & sont dans une vieillesse décrépite le soir. Je crois qu'il en est de même des hommes que la Nature favorise physiquement dès leur naissance: l'histoire de leur premier âge est l'époque la plus intéressante de leur vie; on n'entend plus parler d'eux ensuite, ou parce qu'ils succombent sous l'*explosion*, si je peux m'exprimer ainsi, de la rapidité de leur accroissement, ou parce qu'après avoir fixé quelque temps l'attention des philosophes, ils rentrent dans l'ordre général, & n'ont rien qui les distingue des autres hommes.

Si j'avois à élever un enfant qui s'annonça par des facultés physiques aussi prématurées, j'espère que la prudence que j'apporterois dans son éducation , sans trop affoiblir les reſſorts de l'économie animale , parviendroit à donner à la ſociété un individu qui la ſerviroit utilement. Je me garderois bien de contraindre avec trop de force l'impétuoſité de ſon tempérament ; ce ſeroit énerver un corps qui donne les plus belles eſpérances. Au contraire , dès que la fermentation & le changement qui ſe fait chez les hommes à l'âge de puberté , annonceroient que l'enfant ne peut retenir davantage les eſprits enflammés qui bouillonnent dans ſes veines, je me hâterois de lui donner une compagne pour partager ſes tranſports. Je la choiſirois , non pas chez les femmes dont la conſtitution lubrique annonce la ſoif du plaiſir ; l'*Enfant-homme* livré à ce torrent verroit s'écouler avec trop de rapidité des momens d'ivreſſe , auquel un Dieu rajeuni , *Titon* lui-même , n'a pu réſiſter. Modérée , ſans avoir d'éloignement pour l'amour , ſachant jouir de la volupté , ſans trop l'exciter , capable en un mot , de ſatisfaire les deſirs ſans trop chercher à les faire naître ; telle eſt la femme que je voudrois donner à mon élève. Cette union ſeroit ſans

doute heureuse ; l'Hymen en voyant
étendre les bornes de son empire, rendroit hommage à la Nature ; & la Nature, attentive à tout, répandroit sur
ce lien ses bienfaits les plus précieux,
la fécondité.

Il se trouve des hommes qui, bien
différens des enfans dont on vient de
lire l'histoire, n'ont rien qui annonce
la puberté strictement dite. Je veux
parler des personnes qui, sans être im-
puissantes, n'éprouvent pas à l'âge où
l'Amour parle aux sens, ces agitations
qui annoncent le besoin que l'animal a
de travailler à la réproduction. Il est
quelques hommes froids, qui à trente
ans n'avoient ressenti aucuns des signes
certains de leur capacité. On en a même
vu qui pendant le cours d'une longue
vie n'ont eu aucune idée du physique
de l'amour. Quelques-uns, & j'en ai
vu des exemples, étoient d'une constitution assez singulière : la rétention de
l'humeur séminale leur causoit des accidens très-graves, sans que ces hommes
eussent la moindre idée de ce qui pouvoit occasionner leurs maladies. Elles
étoient d'autant plus redoutables, que

ceux qui en étoient attaqués les attri-
buoient à d'autres causes, ou bien,
qu'ils étoient d'un état incompatible
avec les moyens si simples d'obtenir
guérison.

QUELQUEFOIS aussi, à peine la puberté commence-t-elle à se déclarer,
dans quelques personnes, que la lubri-
cité s'annonce à un degré étonnant.
Il se trouve de jeunes filles d'un tempérament si voluptueux, si ardent, que
dès l'âge le plus tendre elles donnent
des marques d'une passion effrénée
que rien ne peut arrêter ; mais on retrouve naturellement cette ardeur dans
la plus grande partie des garçons. Elle
est même ordinairement chez les filles,
une maladie dont on a vu quelques
détails ailleurs, & que l'on nomme
fureur utérine, *nymphomanie*, &c.
» J'ai vu, & je l'ai vu comme un
» phénomène, dit M. de Buffon, une
» fille de douze ans, très-brune, d'un
» teint vif & fort coloré, d'une pe-
» tite taille, mais déjà formée, avec
» de la gorge & de l'embonpoint,
» faire les actions les plus indécentes
» au seul aspect d'un homme : rien
» n'étoit capable de l'en empêcher,

» ni la préfence de fa mère, ni les
» remontrances, ni les châtimens ;
» elle ne perdoit cependant pas la rai-
» fon ; & fon accès qui étoit marqué
» au point d'en être affreux, cefloit
» dans le moment qu'elle demeuroit
» feule avec des femmes » (a).

M. de Buffon regarde la *fureur uté-*
rine de cet enfant comme un phénomène, parce qu'en effet cette maladie
eft rare dans une fille auffi jeune ; elle
l'eft moins dans un âge plus avancé,
& fi l'on en doutoit, le Traité de
M. de Bienville, dont j'ai parlé déjà
plufieurs fois, démontreroit le contraire (b).

LES moyens que les jeunes gens
emploient pour prévenir les incommodités qui pourroient furvenir par un
trop long féjour de l'humeur féminale,
ont la plus forte influence fur leur
fanté. Tel homme étoit né robufte &
devoit fournir une longue carrière qui,
pour avoir appellé le plaifir avant que
fon

(a) *Hiftoire Naturelle*, tom. IV.

(b) Voyez le premier volume de cet Ouvrage,
aux chapitres II. & III.

ſon corps ait été formé, languit &
commence à ſentir à la fleur de ſon
âge, les infirmités, ou du moins la
foibleſſe qui précède ou accompagne
la vieilleſſe.

DANS l'excellent ouvrage de M.
Tiſſot, que j'ai cité auſſi pluſieurs fois,
ouvrage que les jeunes gens devroient
ſavoir par cœur, dès qu'ils peuvent
lire; on ne voit que trop d'exemples
effrayans de l'eſpece de débauche qui
tue la jeuneſſe, même avant la puberté. Un enfant de Montpellier, âgé
de *ſix* ou *ſept* ans, inſtruit par une ſer-
vante, ſe *polluа* ſi ſouvent, que la fièvre lente qui ſurvint l'emporta bientôt.
Sa fureur pour cet acte étoit ſi grande,
dit l'auteur de l'*Onaniſme*, qu'on ne
put l'en empêcher juſqu'aux derniers
jours de ſa vie [a]. La ſanté d'un jeune
Prince ſe perdoit journellement, ſans
qu'on put en découvrir la cauſe. Son

---

[a] Voyez, l'*Onaniſme*, art. I. ſect. II. Ce n'eſt
pas l'épanchement de la liqueur ſéminale, qui fit périr cet enfant, puiſqu'il n'en étoit pas capable, mais
les mouvemens convulſifs, le ſpaſme qui accompagne ſouvent des efforts exceſſifs. A cet âge il ne
pouvoit exciter que l'émiſſion de l'humeur que filtrent
les *proſtates*, & dont j'ai parlé au chap. IV.

II, Partie.   **X**

Chirurgien la foupçonna, l'épia, & le furprit en flagrant délit. Il avoua qu'un de fes valets de chambre l'avoit inftruit, & qu'il y étoit retombé fouvent. L'habitude étoit fi forte, que les confidérations les plus preffantes, préfentées avec force, ne purent pas la déraciner. Le mal alloit en empirant ; fes forces fe perdoient journellement, & on ne put le fauver qu'en le faifant garder à vue jour & nuit, pendant plus de huit mois (*a*).

LA puberté eft donc une époque fur laquelle on doit avoir les yeux lorfque les jeunes gens en approchent On a à craindre prefque toujours les maladies qui fuivent des excès prématurés, & quelquefois celles dont on a parlé ailleurs, & qui attaquent les jeunes gens dont la conftitution eft incompatible avec le célibat. On peut mettre la manie au rang de ces dernières (*b*),

______

(*a*) *Idem.* Art. II. Sect. VII.

(*b*) La *manie* eft un délire perpétuel & furieux, fans fièvre, mais qui préfente le fpectacle le plus horrible. Ceux qui en font attaqués, fe jettent fur tout ce qui fe préfente, brifent tout, maltraitent ceux qu'ils peuvent attraper ; on eft obligé de les en-

puisque les célibataires y sont plus ex-
posés en général que les autres hommes. Cette maladie funeste altère à un
degré étonnant la liaison qui existe
entre les substances spirituelle & ma-
térielle qui composent l'homme. Les
Médecins de tous les siècles ont re-
connu que la cause la plus ordinaire
qui dispose & conduit à cet état affreux, étoit le besoin des plaisirs de
l'amour. » De toutes les causes qui
» disposent au délire le plus violent,
» qui tendent à détruire la force
» du corps & de l'esprit, en affec-
» tant le ton des membranes & des
» fibres, je n'en connois point, dit M.
» Jamès, de plus terribles que l'effet
» de l'amour (*a*). En conséquence de
» la liaison mutuelle de l'ame avec le
» corps, & du mouvement des parties
» solides & fluides, il se fait conges-
» tion & stagnation de suc dans les or-
» ganes spermatiques : des idées las-

chaîner, & souvent ils ont la force de briser leurs
liens. Le sommeil n'est point un calme pour eux ; des
visions extraordinaires leur rendent cet état de repos
d'une agitation extrême ; ils aiment les femmes avec
fureur, &c.

[*a*] *Dictionnaire de Médecine.* Art. Mania.

» cives font réveillées dans l'efprit,
» l'imagination s'y attache avec force,
» & cette occupation jette l'ame & la
» raifon dans un délire furprenant.. ...
» Le fluide féminal, corrompu par fon
» féjour, retourne par les vaiffeaux
» fympatiques dans la maffe du fang,
» & communique, pour ainfi dire
» par fympathie, fa corruption au
» fluide qui eft porté dans le cerveau
» & dans les nerfs, qui fervent au
» mouvement & à la fenfation. »

Hippocrate a fait voir en peu
de mots, (& nous l'avons déjà ob-
fervé) que la rentrée d'un fluide corrompu dans la maffe du fang peut dé-
ranger les fonctions de l'efprit & produire par conféquent la manie. Le fang,
dit encore ce grand homme, contribue tellement à la fageffe, que fi vous
en troublez le mouvement, & lui com-
muniquez quelque irrégularité, auffi tôt
il y aura altération dans la prudence,
dans les notions & dans les fentimens
de l'ame......... Si le fang eft en bon
état, la prudence aura lieu : mais elle
difparoîtra fi le fang eft une fois dépravé (a).

____

(a) *Lib. de Flatibus.* Ce paffage & quelques autres

ARRETÉE de Cappadoce, dans l'énumération des symptômes qui accompagnent & caractérisent la manie, n'omet pas la passion des maniaques pour les femmes......» Ils ont, dit cet » ancien Médecin, un penchant im— » modéré à l'acte vénérien, qu'ils » commettent publiquement sans » crainte, ni honte. »

LES maladies de l'esprit, qui surviennent peu après la puberté, n'ont pas toujours ce degré de violence que nous venons d'observer : elles ne sont souvent qu'une mélancolie, mais qui étant négligée, conduit à des accidens étranges, & enfin au dégoût de la vie. L'histoire fourmille d'événemens qui prouvent cette vérité, & rien de si commun chez les anciens, qu'un amant désespéré par l'amour.

---

sont sans doute ce qui excita au commencement de ce siècle, un Professeur de Halle (M. Gundling) à publier en Allemand une dissertation qui a pour titre, *Hippocrate athée.* On la trouve dans un recueil intitulé *Legers.* Il falloit en effet en avoir beaucoup pour compiler un pareil ouvrage. Hippocrate trouva des défenseurs : MM Grube, Triller, Gehaud, Leclerc, Fabri, ont prouvé toutes ces imputations odieuses, contre la doctrine d'Hippocrate. Voyez *De la santé des Gens de Lettres.*

Une fcène affreufe, qui s'eft paffée récemment, m'ôte la confolation que j'aurois de pouvoir dire que l'amour perd beaucoup de fa fureur parmi nous... ... Puiffe aucune autre barbarie, ne jamais rappeller cette fcène atroce, & la rage du malheureux Faldoni !

Tout le monde fait l'hiftoire d'Antiochus, fils de Seleucus, qui étoit tellement épris des charmes de Stratonice, fa belle-mère, que l'amour le réduifit à l'extrêmité ; on fait auffi que le Médecin Erafiftrate, découvrit par le pouls cette paffion funefte. Galien, reconnut également l'amour extrême de la femme de Boëce, conful Romain, pour le gladiateur Pylades. Un ancien philofophe étoit parfaitement inftruit des maux que peut caufer l'ardeur érotique, lorfqu'il répondit à un Roi de Babylone, qui le prioit d'inventer un tourment cruel pour un de fes courtifans, amoureux de fa favorite ; *donnez-lui la vie, & fes amours le puniront affez.*

Un jeune-homme d'Athènes, devint fi épris d'une belle ftatue de marbre, que l'ayant demandée au Sénat à quelque prix que ce fut, & en ayant été refusé, avec défenses expresses d'en approcher, parce que cette étrange manie scandalisoit tout le peuple, il se tua de désespoir.

GALEAS, Duc de Mantoue, étant à Pavie, & passant dessus un pont, se précipita, avec le cheval sur lequel il étoit monté, dans le *Tessin*, fleuve profond & rapide, parce qu'une jeune fille qu'il aimoit le lui avoit commandé en plaisantant.

DU LAURENT dit avoir vu un jeune gentilhomme, *travaillé* de la mélancolie d'amour, dont l'imagination étoit tellement dérangée, qu'il croyoit voir continuellement celle qui causoit son mal. Il parloit tout seul à son ombre, dit notre auteur, il l'appelloit, la caressoit, la *baisottoit*, couroit toujours après, & nous demandoit si nous avions jamais rien vu de si beau (*a*).

(*a*) *Les Œuvres de Me. André du Laurent*, Médecin de Henri IV, deuxième part. *Discours sur les maladies mélancoliques*. Ceux qui ont l'ouvrage de Jacques Ferrand, *De la maladie d'Amour*, peuvent connoître combien les Médecins, sur-tout parmi les anciens, ont écrit sur cet objet. Ferrand donne à la tête de son traité, une liste des Auteurs qui ont écrit de la guérison de l'Amour, avec les titres de leurs

C'eſt à l'occaſion de ce jeune homme
que du Laurent entre dans quelques détails ſur la beauté que chaque amant
croit remarquer à ſa maîtreſſe. Je crois
faire plaiſir à mes lecteurs, d'expoſer
cette deſcription de la *beauté* ; on verra
que les Poëtes n'ont point le privilége
excluſif des images ſéduiſantes.

» ENCORE que le ſujet ſoit laid,
» l'amant ſe le repréſente comme le
» plus beau du monde. Il lui ſemble
» voir des cheveux longs & dorés, mi-
» gnonnement friſés & entortillés en
» mille creſpillons ; un front voûté,
» reſſemblant au ciel éclairci, blanc &
» poli comme albâtre, deux yeux bien
» clairs, à fleur de tête & aſſez fen-
» dus, qui dardent avec une douceur
» voluptueuſe mille rayons amoureux,
» qui ſont autant de flèches ſorties du
» carquois d'Amour. Deux ſourcils d'é-
» bène, petits & en forme d'arc ; les
» joues blanches & vermeilles comme
» lis pourpré de roſe, montrant aux
» côtés une double foſſette. La bouche

------

trouve à la fin du même livre les noms
que Ferrand y a cité, & la liſte en eſt
fort étendue.

» de corail, dans laquelle se voient
» deux rangées de petites perles orien-
» tales, d'où sort une vapeur plus sua-
» ve que l'ambre & le musc, plus *flai-*
» *rante* que toutes les odeurs du Liban.
» Le menton rond & *fosselu*; le teint
» uni, délié & poli comme satin blanc;
» le col de lait, la gorge de neige,
» & le sein parsemé d'œillets; deux
» petites pommes d'albâtre, rondelet-
» tes, qui par petites secousses d'amour,
» se montent & se baissent, au milieu
» desquelles on voit deux boutons *ver-*
» *delets* & *incarnadins*, & entre ce
» mont jumelet, une large vallée......
» La peau de tout le corps comme jaspe
» & porphyre, à travers de laquelle
» paroissent les petites veines.... Bref,
» l'amoureux apperçoit dans son aman-
» te les *trente-six beautés*, requises à
» perfection, & la grace, qui est par-
» dessus tout. »

Une suite funeste de la mélancolie
qui attaque les hommes, lorsque la raison ne peut dompter le tempérament irrité, est la mutilation des parties re-
belles. Quoique ces exemples, heureusement pour l'humanité, ne se ren-

contrent pas tous les jours, quelques Médecins en ont recueilli assez pour démontrer à quel point l'imagination troublée peut pousser un homme robuste, qui veut sacrifier la Nature à la Religion (*a*). Ce précepte de l'Evangile : *Il y en a qui se sont fait Eunuques eux-mêmes pour le Royaume des Cieux,* ayant été mal entendu par Origène, qui enseignoit la Grammaire à Alexandrie, il résolut d'exécuter à la lettre la perfection qu'il se persuadoit que Jesus-Christ avoit proposé dans ces paroles : il ne reconnut sa turpitude que lorsque Démétrius, Evêque d'Alexandrie, l'eut fait déposer, chasser & excommunier dans un Concile. Alors Origène eut honte de son état, & condamna lui - même l'action qu'il avoit faite par un zèle mal entendu [*b*].

Il y a quelques années qu'un jeune Religieux, continuellement tourmenté par les aiguillons de la chair & le feu de la concupiscence, forma aussi le

______

(*a*) Voyez le *Theatrum vitæ humanæ* de Zuingerus ; le *Traité des Eunuques* ; le *Journal de Médecine,* &c. &c.

(*b*) *Traité des Eunuques,* chap. **VI.**

monſtrueux projet de détruire en lui le germe qui les faiſoit éclorre. Il préluda froidement à la deſtruction de ſa virilité, par des expériences qu'il fit ſur pluſieurs animaux, & lorſqu'il ſe crut aſſez ſavant pour exécuter ſur lui-même l'opération, il ſe munit d'un raſoir, & exécuta avec une fermeté & une conſtance inébranlable une opération auſſi cruelle. Elle ne fut pas plutôt terminée que ſentant tout le poids du crime qu'il venoit de commettre, & craignant avec raiſon pour ſes jours, il courut à la cellule de ſon voiſin, implorant ſon aſſiſtance. Ce malheureux guérit par les prompts ſecours que lui donna le Chirurgien de la maiſon (*a*).

En 1750, un jeune homme réſidant à Fayance en Provence, ſe perſuada auſſi qu'en mutilant les parties qui n'étoient que les miniſtres d'une imagination voluptueuſe, il ſeroit exempt des idées laſcives & importunes qui l'agitoient ſans ceſſe. Il ſe fit la même

---

(*a*) Cette obſervation, envoyée à l'auteur du *Journal de Médecine*, par Maiſtral, Médecin à Quimper, ſe trouve dans le Journal pour le mois de Mars, de l'année 1758.

opération que le Religieux dont on a vu l'histoire, mais une hémorragie considérable qui survint, l'eut fait périr au même instant, si un habile Chirurgien ne fût arrivé dans cette circonstance. Après sa guérison, ce jeune homme prit l'habit d'Hermite, & se retira dans un hermitage aux environs de Bagnole en Languedoc. Croiroit-on que ce malheureux n'est guère plus tranquille qu'avant sa castration ? & que cette terrible soustraction des parties qui séparent la liqueur séminale du sang, n'ait pas été capable d'amortir le feu de son imagination ! Un bourgeois de Fayance ayant demandé à ce nouveau Origène, s'il ne sentoit plus depuis son état d'eunuque, les aiguillons de la chair, le bon Hermite répondit avec franchise, *la même chose quant aux desirs* (a).

Il ne faut pas juger du danger de l'opération qui prive l'homme de la faculté de multiplier son espèce, par les exemples que je viens de donner. La castration, qui réussit dans presque tous

____

(a) Voyez le *Journal de Médecine*, Septembre 1758.

les animaux, a des suites presque toujours funestes dans l'homme fait, parce qu'on est obligé d'arrêter par la ligature du *cordon spermatique*, l'hémorragie qui survient dans l'opération [*a*] : de là les couvulsions affreuses, l'inflammation, la gangrène, le délire & enfin la mort. C'est à la bonne constitution du tempérament, & aux secours de l'art, qu'il faut attribuer la guérison des malheureux dont on a vu l'histoire : un grand nombre a dû périr dans le moment même de l'opération (*b*).

[*a*] D'habiles Anatomistes voudroient que l'on ne fit point de ligature au *cordon spermatique* pour arrêter l'hémorragie. M. Louis, célèbre Chirurgien & Secrétaire de l'Académie de Chirurgie, s'en est abstenu plusieurs fois sans aucun inconvénient. Un bandage compressif peut suffire pour arrêter le sang, après avoir appliqué sur l'embouchure des vaisseaux les astringens convenables. On trouve dans les *Opérations* de M. Garengeot, & dans l'*Anatomie de l'Alfin*, donnée par M. Petit, les moyens de prevenir les accidens qu'occasione la ligature du cordon des vaisseaux spermatiques.

(*b*) Le savant Auteur de l'*Histoire Naturelle*, dit (tom. III. pag. 229.) que l'amputation des testicules n'est pas fort dangereuse, & qu'on la peut faire à tout âge ; on a vu néanmoins dans la note précédente que d'habiles Chirurgiens ne regardent pas cette opération comme exempte de danger, puisqu'ils recherchent les moyens de s'opposer à des accidens très-graves qui suivent la castration. Elle doit être d'autant plus dangereuse que l'homme avance vers la

L'obſervation ſuivante eſt un exemple funeſte, qui démontre les dangers de l'amputation des parties *viriles* : je la préfère à d'autres, parce qu'au moins elle n'offrira plus le triſte ſpectacle d'un homme qui, armé d'un glaive, porte ſur lui des mains ſacriléges avec le deſſein d'immoler ſa poſtérité. Un pauvre mendiant qui rodoit de ville en ville, avec un ſac aſſez bien fourni pendu au col, eut le malheur d'attirer les yeux d'un coupeur de bourſe, qui ayant remarqué que lorſque ce miſérable ſe baiſſoit, le ſac lui pendoit entre les cuiſſes, prit ſi bien ſon temps, qu'un jour qu'il étoit à ramaſſer ſes proviſions devant une boutique, il s'avança par derrière, & lui coupa d'un ſeul coup le ſac & les parties extérieures de la génération. Ce mendiant tomba à la renverſe, & mourut ſur le champ [a].

---

perfection phyſique : dans l'enfance il n'y a pas une correſpondance auſſi intime des teſticules aux autres parties, les vaiſſeaux qui préparent la ſemence n'ayant pas encore d'*action* ; mais après l'âge de puberté, il eſt plus difficile d'interrompre tout d'un coup & ſans accidens, les fonctions des vaiſſeaux *ſpermatiques*.

[a] *Dictionnaire de Médecine*, art. AMPUTATIO, tit. *Amputation du Pénis.*

DANS ce Chapitre & dans les précédens, on a dû voir qu'à l'âge de puberté, l'usage excessif du physique de l'amour étoit une source de maladies ; je viens d'exposer les accidens qui résultent dans plusieurs personnes du besoin d'évacuer la liqueur séminale, lorsqu'elle irrite trop les organes, & sur-tout lorsqu'elle affecte particulièrement le genre nerveux. C'est à chaque individu en particulier à se prescrire des règles assorties au tempérament, pour éviter deux excès opposés ; la dissipation qui épuise, & la continence qui dérange les fonctions de l'ame & du corps. Celui qui n'a que de l'imagination, & à laquelle ne répondent pas les parties qui y ont une relation intime, ne doit pas craindre les accidens que cause quelquefois la retenue de l'humeur séminale : c'est un feu que la Nature n'a pas allumé ; il est l'ouvrage des agens que j'ai dit exciter la puberté *factice*. Pour remédier à cette maladie, car je regarde comme telle cet état, il est nécessaire de quitter les compagnies suspectes, de cesser les lectures dangereuses, (on sait bien de quels livres je veux parler,) d'user d'alimens incapables de porter le *trouble* dans nos efprits, de faire, [& ceci eſt peut-être l'effenciel,] uſage de fes forces, en exerçant fon corps peu à peu aux travaux. On peut voir ce que j'ai dit de ces moyens d'atténuer un tempérament *idéal*, fi je peux m'exprimer ainfi, aux chapitres III & V de la première partie de cet Ouvrage. Il eſt abfolument néceffaire de détruire cette prétendue puberté, pour que la Nature puiffe faire paroître celle qu'elle accorde à tous les individus qui fuivent fes loix.

A l'égard des jeunes gens, fur lefquels l'imagination a bien moins d'empire que les organes deftinés à l'émouvoir ; je veux parler de ceux qui ont l'efprit chafte, tandis que la matière eſt agitée continuellement ; ce que j'ai dit ailleurs fait affez entendre que tous les anti-aphrodifiaques n'anéantiront pas l'impétuofité du fluide qui cherche à s'échapper. Le remède le plus efficace eſt le mariage. C'eſt lui qui prévient ou calme des accidens terribles, ces maladies de l'ame & du corps, d'où on a vu qu'il réfultoit des cataftrophes étranges, qui affligent la Nature en l'outrageant.

Un

Un événement que les Anciens ont pris pour un prodige, & qui paroît tel à ceux qui n'obfervent que fuperficiellement, eft la métamorphofe, qui s'eft quelquefois vu, d'une femme en homme. C'eft ici que je dois parler de ces changemens merveilleux, parce qu'il fe font fait à l'âge de puberté ; & que d'ailleurs, comme on le verra plus bas, ils ont beaucoup de rapport avec les fignes qui annoncent cette époque.

On a nommé *Gynandres*, les individus, qui de filles font devenus hommes parfaits. Pline rapporte plufieurs exemples de cette métamorphofe fingulière : une fille de *Curfula*, ville du Duché de *Spoleto*, dit ce naturalifte, étant encore en puiffance de père & mère, devint garçon, & fut confinée dans une Ifle déferte, par Arrêt des Arufpices. Lucinus Mulianus, dit avoir vu à Argos un nommé Arefcon, qui autrefois avoit été marié pour femme, ayant nom *Arefcufa : mais que par trait de temps la barbe & le membre viril lui vinrent, & print depuis femme comme homme naturel.* Il dit auffi qu'à Smirne, il vit une fille changée en garçon. Et moi, ajoute Pline, j'ai vu en Afrique Lucius Cofitius, bourgeois de *Trifdita*, qui avoit été changé de femelle en mâle, le jour même de fes noces [a].

UNE fille pucelle de la Champagne, fut changée en homme, & menée à Rome du temps de Conftantin, au rapport de St. Auguftin [b]. Duval, dans fon Traité des *Hermaphrodites*, a raffemblé vingt-quatre obfervations, qui concernent ces changemens de fexe, & qui font en partie extraites de différens auteurs (c). » En un enfant » de notre temps, dit Duval d'après » Albert, un forme de tefticules fe » manifeftoit en la partie fupérieure » du *fein de pudicité* : quand on eut » coupé une peau, fans la fracture de

(a) Pline, Liv. VII. Chap. III. Antoine de Pinet, dans les notes qu'il a ajoutées au texte de Pline, cite plufieurs filles qui devinrent hommes ; entr'autres deux, âgées de quinze ans, & une nouvelle mariée, le jour même de fes noces.

(b) *De Matrimoniis veteris & novæ legis.*

(c) Tralian, Tite-Live, Raphaël de Volterre, Pontanus, Fulgofe, Amatus Lufitanus, Philoftrate, &c. ont fournis les faits cités par Duval, mais parmi lefquels il s'en trouve plufieurs qui ne méritent aucune confiance.

« laquelle cet enfant, que l'on croyoit
» fille, n'auroit pu être *habile au coït*,
« les testicules & le membre viril ap-
» parurent ; ainsi, de fille devint hom-
» me & print peu de temps après fem-
» me, dont il eut plusieurs enfans [a]. »
» UN receveur des Tailles pour le
» Roi à *St. Quentin*, dit Ambroise
» Paré (b), m'a affirmé avoir vu un
» homme à Rheims, l'an 1560, le-
» quel on avoit estimé fille jusqu'à
» l'âge de quatorze ans, mais s'*éjouant*
» & folâtrant, couché qu'il étoit avec
» une chambrière, ses parties génita-
» les d'homme se vinrent à dévelop-
» per. Le père & la mère le cognois-
» sant être tel, lui firent par autorité
» de l'Eglise changer le nom de *Jeanne*
» à *Jean*, & lui firent bailler habille-
» ment d'homme. »

LE même Paré, a vu étant à Vitry-
le - François, la fameuse *Germain-
Marie* ou *Germain Garnier*, qui de
fille étoit devenue homme. Ce fut à
l'âge de quinze ans, qu'étant obligée
de sauter un fossé, elle se trouva dans

(a) *Traité des Hermaphrodites*, chap. LV.

(b) **Liv. XXV.** de ses *Œuvres*, chap. VII.

l'inflant pourvue des parties de la génération de l'homme. Le Cardinal de
Lenoncourt, après les vifites & les in-
formations néceffaires, nomma ce
nouvel homme *Germain*, & il lui fut
ordonné de quitter l'habit de femme
pour porter celui de fon nouveau fexe.
(*a*) Montaigne, qui a pu voir cet homme, qui étoit fort âgé, lorfqu'il paffa à
Vitry, dit qu'il y entendit une chanfon
fort en ufage parmi les filles des environs, par laquelle elles s'avertiffent
les unes les autres, de ne point faire de
grandes *enjambées*, de peur de devenir
garçons comme *Marie-Germain* (*b*).

CETTE dernière obfervation, conf-
tatée d'une manière authentique, prouve la force de la Nature pour reprendre fes droits : car il ne faut pas croire
que ces individus aient été réellement
des filles avant l'âge de puberté. Toutes les parties de l'homme s'y trou-
voient dès leur formation ; & une forte
de foibleffe dans leur développement
avoit jufq.'alors empêché qu'elles ne
paruffent extérieurement. On voit beau-

---

[a] *Idem. loco citato.*

(b) *Effais de Montaigne*, liv, I. chap. XX.

coup d'enfans qui naissent avec les testicules cachés au - dessus des anneaux du bas-ventre ; ils paroissent ensuite, & dans quelques individus, il faut qu'à l'âge de puberté, qui est le moment où toutes les parties tendent vers leur perfection & cherchent leur place , une maladie, un mouvement violent, tel qu'un saut ou une chûte. communique aux testicules une agitation subite qui les fasse descendre dans le scrotum. Il s'est donc pu trouver des enfans qui, avec les testicules situés comme je viens de dire, avoient encore la verge ou peu apparente, ou même cachée dans les tégumens : cette disposition a dû nécessairement former un pli vertical , [3 , Pl. XV.] que l'on a pris, faute d'examen , pour les grandes lèvres ; & à l'époque de la puberté, où nous avons vu que l'accroissement des parties génitales augmentoit en peu de temps , celles qui étoient propres à l'enfant se font développées, & ont parues à l'extérieur , dès qu'elles y ont été excitées ou par une titillation voluptueuse, ou par quelqu'effort.

C'EST à quoi l'on peut réduire tout le merveilleux que les anciens ont débité fur ces prétendues transformations de femme en homme. A l'égard des hiftoires qu'ils nous ont laiffées, & par lefquelles il paroît que des femmes mariées, & dont les époux n'avoient point à fe plaindre pour le phyfique de l'amour, font devenues tout à coup des hommes capables de génération, il faut les regarder comme des hiftoires abfurdes & qui ne méritent aucune attention (*a*). Je dois encore ajouter, que les anciens ont plus d'obfervations que les modernes fur la métamorphofe d'une femme en homme, parce que plufieurs ont regardé comme pourvues des parties mâles de la génération, des femmes dont le *clitoris* avoit acquis une groffeur exceffive, & dont les nymphes étoient devenues pendantes. On a vu, lorfque j'ai parlé de ces parties, jufqu'à quel degré elles pouvoient s'é-

---

(*a*) On en trouve plufieurs dans le traité des *Hermaphrodites*. Pontanus nous parlé de la femme d'un pêcheur, laquelle après quatorze ans de mariage, *fentit un membre viril, qui lui fortit fubitement de l'ovale* : il parle encore d'une autre femme qui, après douze ans de *jouiffance* fut dans le même cas. Il faut mettre ces hiftoires avec celles qui affurent que des hommes font devenus tout d'un coup femmes, & ont conçu comme telles.

tendre dans plusieurs femmes. Il n'en
a pas fallu davantage que le volume
extraordinaire du clitoris, pour en imposer à des hommes peu instruits, &
leur faire regarder comme mâles, ou
du moins comme ayant les attributs
des deux sexes, des femmes qui ne l'é-
toient que trop décidément. (Voyez
les fig. 4 & 5 de la Pl. XV.)

C'EST ainsi que les femmes de certains climats, passeroient pour hermaphrodites dans le nôtre, si l'on en ju-
geoit par l'état des parties extérieures
de la génération. On peut voir à ce
sujet les savantes discussions dans lesquelles est entré M. de P***, sur les
hermaphrodites de la Floride (a).

CHEZ la plupart des nations Eu-
ropéennes, on laisse agir la Nature,
lorsqu'elle travaille à conduire l'homme à la puberté : des cérémonies su-
perstitieuses & absurdes, ne concourent
point à déformer l'homme, à mutiler
les parties qu'il a reçues de l'Auteur
de toutes choses. Si un usage barbare
sacrifie encore dans quelques individus

______

(a) *Recherches philosophiques sur les Américains,*
quatrième partie , section III.

les germes d'une poſtérité, dont la Nature doit pleurer *l'avortement*, on a
lieu d'eſpérer que dans ce ſiècle phi-
loſophique, on connoîtra enfin qu'il
eſt injuſte, qu'il eſt cruel de ſacrifier
l'homme au talent, & que l'exécution
d'une ariette, ne vaut pas l'exiſtence
entière d'un homme. Cette opération
funeſte ſera d'autant plus facile à éteindre parmi les nations civiliſées, que
chez un peuple que nous regardons
comme abruti, chez les Hottentots, à
qui la religion ordonnoit l'extraction
d'un teſticule dans chaque individu,
la coutume barbare qui exécutoit le
précepte eſt enfin abolie.

C'ÉTOIT à l'âge de puberté que chaque Hottentot étoit ſoumis à la caſtra-
tion. Elle ſe faiſoit avec beaucoup d'appareil & des cérémonies auſſi bizarres
qu'abſurdes : j'en ai rapporté les circonſtances dans la première édition de
cet Ouvrage, & je me hâte d'annoncer
dans celle-ci que la raiſon a prévalu
enfin chez les Hottentots, & que l'on
peut dire avec M. de P.*** même dans
un ſens phyſique, *que les Hottentots ont
commencé à devenir des hommes* (a).

JE

(a) *Recherches ſur les Américains*, cinquième Part.

JE n'expoferai pas à mes Lecteurs, le détail de tout ce qui fe fait dans divers pays pour ôter aux hommes leur virilité, & les rendre propres à répondre de la fidélité des femmes qui leur font confiées. Quel fpectacle d'horreur que tant d'hommes mutilés en Turquie, en Perfe, dans les Royaumes d'Affan, de Pégu, de Malabar, & de tant d'autres, où l'on fait gémir la Nature fous le glaive de la cruauté ! Les hommes ainfi flétris méritent la confiance plus ou moins grande de leurs maîtres, à proportion qu'ils ont été éloignés de leur état naturel. Ceux de ces malheureux auxquels on a laiffé l'organe qui annonce effentiellement **le** fexe mafculin, ne peuvent tranquillifer leurs tyrans jaloux ; on les croit encore capables de faifir les ombres du plaifir, ou de communiquer une volupté imparfaite, aux triftes victimes dont ils font les gardiens. Il faut que tout ce qui a l'apparence de la virilité

---

fect. I. Les cérémonies que j'ai dit s'obferver pour la caftration, fe trouvent rapportées dans la *Defcription du Cap.* &c. par M. Kolbe ; l'*Hiftoire Naturelle* de M. de Buffon, tom. VI. & la première édition de cet Ouvrage, tom. II. pag. 286 & fuiv.

II. Partie. Z

foit anéanti, que la Nature ne puiſſe reconnoître ſon ouvrage, pour qu'un Eunuque mérite la confiance de ſon maître ! Encore ne l'obtient-il pas entièrement, ſi à la privation des parties ſexuelles, il ne joint une laideur, une difformité affreuſe. Un Ethiopien farouche eſt hors de prix s'il eſt horriblement noir, s'il a les dents écartées, le nez fort applati, les lèvres grandes & groſſes, l'aſpect effroyable.... Un regard de ces monſtres doit flétrir la beauté !

La Circonciſion eſt bien différente de l'opération deſtructive dont on vient de parler : celle-ci eſt une loi de climat fondée ſur la néceſſité, & cet uſage de circoncire les enfans a du moins pour objet la propreté. C'eſt à l'âge de puberté que les Orientaux circonciſent leurs enfans ; & s'il en faut donner une raiſon phyſique, on peut dire que dans les pays chauds où le prépuce eſt fort allongé & la tranſpiration abondante, il y auroit à craindre que l'humeur qui ſe trouve entre le prépuce & le gland s'arrêtât & cauſât des ulcères, ſi on ne prévenoit cet accident par le retranchement d'une partie du prépuce. L'amputation des nymphes aux filles est encore une circoncision pratiquée, ainsi que je l'ai dit ailleurs, pour parer des inconvéniens qui s'opposeroient à la génération (*a*).

L'USAGE de circoncire les enfans est extrêmement ancien, & subsiste encore dans la plus grande partie de l'Asie. Chez les Hébreux, cette opération se devoit faire huit jours après la naissance de l'enfant ; en Turquie on ne la fait pas avant l'âge de sept ou huit ans, & même on attend souvent jusqu'à onze ou douze ; en Perse c'est à l'âge de cinq ou six ans ; aux Isles Maldives on attend que l'enfant en ait sept (*b*) Les femmes du peuple ont en Perse une singulière superstition ; celles qui sont stériles s'imaginent que pour

---

[a] On peut voir dans la quatrième partie des *Recherches philosophiques sur les Américains*, (sect. IV.) des détails intéressans sur tout ce qui a rapport à la *circoncision*, & à l'*excision*. Ces détails, que nous ne pouvons donner ici, parce qu'ils tiennent à d'autres qui étendroient trop ce Chapitre, démontrent clairement que la circoncision a dû naître dans des climats où elle étoit nécessaire ; qu'ensuite elle s'est étendue dans quelques-uns où l'on pouvoit se dispenser de la pratiquer, & que la Religion du pays y apposa le sceau de l'irrévocabilité.

[b] *Histoire Naturelle*, tom. IV.

devenir fécondes, elles n'ont qu'à avaler la partie du prépuce qu'on retranche dans la circoncifion ; c'eft le fouverain remède contre la ftérilité (*a*).

ON n'auroit rien à dire, contre plufieurs nations, fi la circoncifion étoit la feule chofe qui fût pratiquée parmi elles à l'âge de puberté ; mais outre la mutilation des parties de la génération, il eft encore en ufage, chez quelques peuples, une opération qui, fans éteindre le germe de la volupté, a pour but d'empêcher que l'on facrifie à l'amour : je veux parler de l'*infibulation*, qui eft entièrement oppofée à la circoncifion. Celfe nous a confervé la méthode que l'on fuivoit chez les anciens pour procéder au *bourlement* des enfans mâles. On tire, dit-il, le prépuce en dehors, & l'on marque des deux côtés avec de l'encre, les endroits où l'on veut le percer : on traverfe en-

---

(*a*) Ces femmes n'ont recours à ce moyen ridicule, qu'après en avoir effayé d'autres, qui ne le font pas moins ; ils confiftent à paffer fous les corps morts des criminels qui font fufpendus aux fourches patibulaires ; à fe plonger dans l'eau qui a fervi aux bains des hommes, &c. Voyez l'*Hiftoire Naturelle*, tom. VI.

suite la peau d'une anguille enfilée, &
attachant enfuite les deux bouts du
fil enfemble, on a foin de le remuer
de temps en temps, jufqu'à ce que les
cicatrices des trous foient affermies.
On retire le fil, & on le remplace par
une boucle ou un anneau, qui eft d'autant meilleur qu'il eft plus léger (a).

Ceux qui parmi les Moines orientaux font vœu de chafteté, portent un
très-gros anneau pour fe mettre dans
l'impoffibilité d'y manquer ; & ils font
d'autant plus en vénération, que le
poids de l'anneau eft plus confidérable.
Quelques-uns peuvent s'ouvrir avec
une clef, mais les Moines la dépofent
chez le Juge du lieu. Quoiqu'il en foit,
il ne faut pas moins regarder l'infibulation comme une pratique fuperfti-
tieufe chez les Orientaux : elle ne peut
s'oppofer au defir, ni au premier figne
qui l'annonce ; elle ne peut même s'oppofer, puifqu'il faut le dire, à ce que
les hommes *bouclés* ne fatisfaffent leur
chair, puifque l'anneau qui n'embraffe
que l'extrêmité du prépuce, ne peut
empêcher une forte d'érection, & mê-

---

me l'effufion de la liqueur prolifique ; il ne peut s'oppofer qu'à l'intromiffion de la verge dans le conduit de la femme ; enfin, il rend les hommes chaftes, fi cette vertu ne confifte que dans la privation de l'acte pour lequel les fexes s'uniffent.

C'EST donc mal à propos que quelques perfonnes croient que l'infibulation empêche l'érection ; il réfulteroit des accidens dans les parties de la génération , fi l'on vouloit que le fang & les efprits foient contenus par un anneau , contre lequel il fe feroit des efforts plus ou moins grands felon le tempérament du fujet qui le porte. En fuppofant l'anneau d'un poids affez confidérable pour s'oppofer aux fluides qui érigent la verge , il arrivera dans un jeune homme ardent ce qu'on obferve dans les vieillards & les hommes affoiblis, qui ont une imagination lafcive ; un commencement d'érection fuffit pour provoquer l'émiffion de la liqueur féminale. Au refte , on ne regardera pas cette circonftance comme un acte de vigueur, puifqu'elle fe rencontre dans les hommes affoiblis ou par l'âge , ou par les épuifemens ; c'eft même une maladie qui peut rendre l'homme ſtérile.

LES Romains avoient coutume de faire l'inſibulation aux enfans qu'ils deſtinoient à être chantres, à deſſein de leur conſerver la voix. Il paroît, par quelques paſſages de Martial , que ce peuple faiſoit un uſage bien moins décent de l'opération dont nous parlons , & que quelques dames s'aſſuroient, par un anneau dont elles avoient la clef, de la fidélité de leurs amans ; Juvenal fait mention de cette coutume dans ſa Satyre contre les femmes.

Fin du Tome ſecond.

TABLE

DES CHAPITRES

Contenus dans le second Volume.

Fin de la Table des Chapitres.